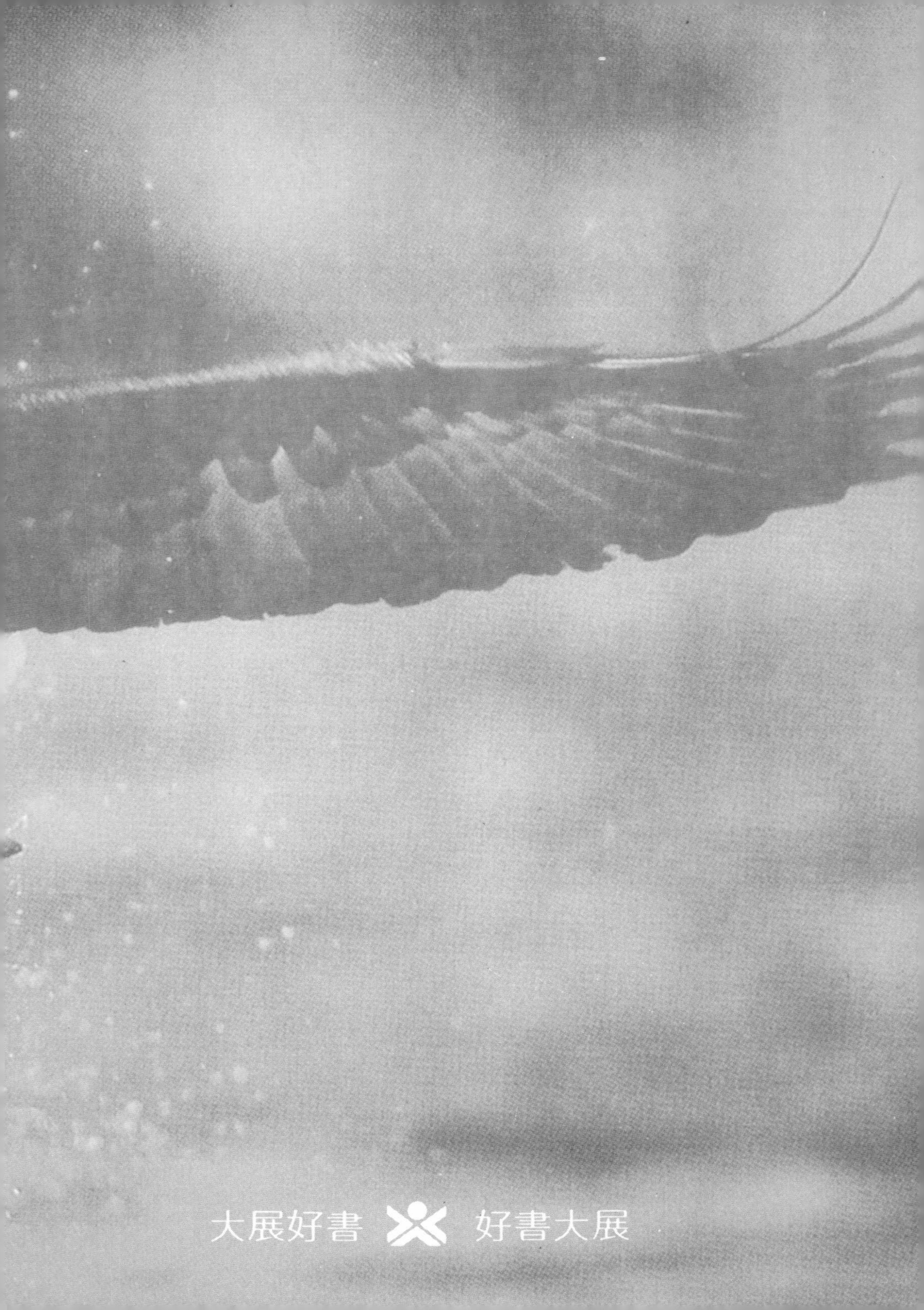
大展好書 好書大展

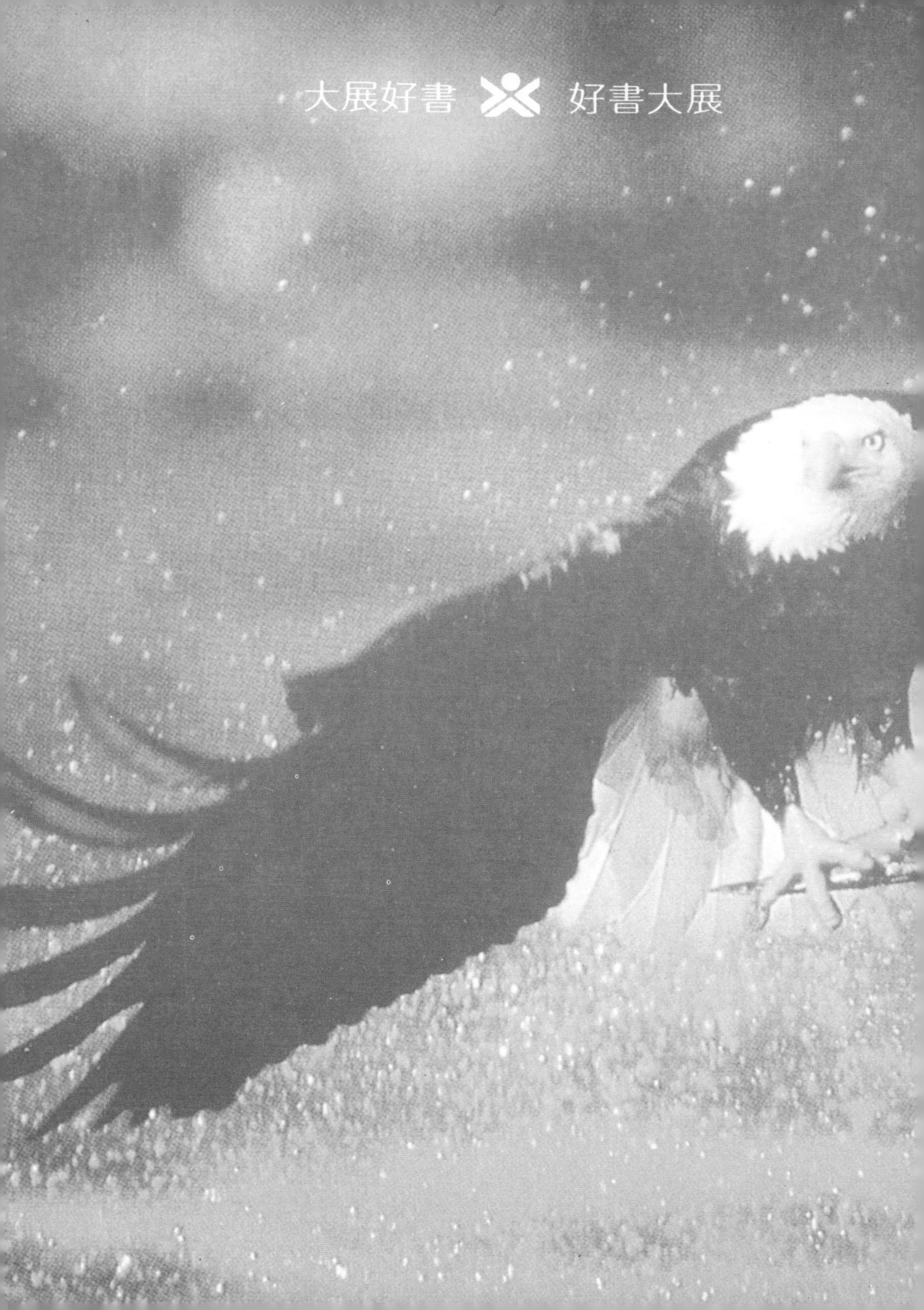
大展好書 好書大展

家庭醫學保健
17

神秘
無痛平衡療法

林宗駛／著
陳蒼杰／譯

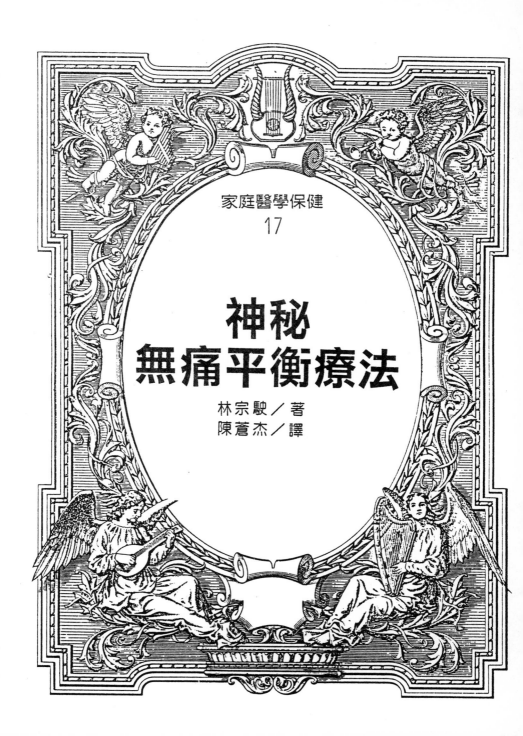

序　言

全國對於「無痛療法」的熱烈迴響，目前仍然繼續著。此種意想不到的反應，令我不禁感到有些困惑。從各地傳回的患者迴響，多半是「更早一點知道多好」、「可以從痛苦的治療中獲得解放」等非常實際的說法。更令我深切的感受到無痛療法已被醫療實務割離太久了。

傳統治療法，是所謂的對症療法，因此，進行治療的方式，是給予疼痛發作的患部更多的刺激，是一種令患者極度痛苦的殘忍方式。

例如，敲、掐、壓迫、冷敷、熱敷、指壓、拉、塗、貼、摩擦等，予以患部刺激而進行治療的方式多被採用。

最近的醫療現狀，是以過度投藥的方式抑制疼痛，公然地發起令人厭惡的治療。

如此惡劣的醫療環境，全然是肇因於對人體的誤解。我們的身體是活的組織，是日常生活中的酷使，即可輕易令其失去平衡的精巧結構。

失去身體平衡，會產生各種歪斜而引起疾病，也是理所當然的結果。既然是活體組織，這是一種無法避免的結果。不論是那一種道具、工具，酷使都會使情況惡化。

可是，將因為身體歪斜所發生的疾病、疼痛，以施加強力的不自然方式治療，反使問題更爲嚴重。因此，像在傷口中塗抹芥茉的對症療法才是最大的問題。

既然以活的肉體作為對象，應直接聽取肉體的呼喊，認真的思考如何消除此種悲鳴才是必要的。總之，因失去平衡而產生的疾病，並造成痛苦時，只要順從聲音，再度恢復平衡，即可治癒病症。

現代醫療的絕大部份，都以強迫的方式治療患部，才會變成「痛苦的治療」。而我們的身心兩面調整醫學，不僅只作局部治

ΩΩΩΩΩΩΩΩΩΩΩΩΩΩΩΩΩΩΩΩΩΩΩΩΩΩ

療，並調整身體的歪斜，以回復整體的平衡，促進機能的恢復。

這一次，我們不像過去僅僅對無痛療法進行介紹，更要以活體解剖學的角度說明身心兩面調整醫學的基本，希望能夠加深對於此種新時代療法的理解。

因此，我想可能有些部份稍難理解，但若能加以瞭解，不僅在醫學治療的部份，連日常生活亦有所助益。

身心調整醫學學會主任　林　宗駛

ΩΩΩΩΩΩΩΩΩΩΩΩΩΩΩΩΩΩΩΩΩΩΩΩΩΩ

ΩΩΩΩΩΩΩΩΩΩΩΩΩΩΩΩΩΩΩΩΩΩΩΩΩΩΩΩ

ΩΩΩΩΩΩΩΩΩΩΩΩΩΩΩΩΩΩΩΩΩΩΩΩΩΩΩΩ

目錄

第二章　無痛療法才是治療的原點

第三章　對身體溫柔的無痛療法

第四章　新時代的無痛健康管理法

目　　錄

第一章

身體的歪斜是疾病的表徵

恢復健康的根本即可得到解答

■事實勝於雄辯

「我無法用很適當的語言來表達……可是，身體好像很高興。很自然的感受到身體恢復正常，也感到情緒很舒暢。」

來這裡治療的患者，在對我的治療方式提出感想時，總要先說一句：「大概可以這麼說。」對於過去未曾經驗過的治療法，患者雖沒有適當的語言可以表達，其實這句話已表現得很適當。

怎麼說呢?因為我們的『身心調整醫學』所推進的「無痛療法」，正是以「身體的喜悅」「自然的感受到身體復原」為追求目標，是一種由新構想所產生的治療法。

我認為，無法感受到身體喜悅的治療法，並不是治療的原來面貌。一般所提到的治療法，就是對患部進行敲打、推壓、揉捏等一般手法。仔細想想，諸如腰痛等，會伴隨疼痛的疾病，再加諸刺激的治療法，並不會為身體帶來喜悅。因為此種加諸刺激的治療行為，是對患部加上「不自然」的力量，站在「使身體恢復自然」的立場來說，實在相去甚遠。

「我是為了治病才忍耐的，其實會痛的治療很討厭，但是因為沒有別的方法，這也是無可奈何的事。」

大部份的患者，都是因為沒有更好的方法才會勉強忍耐。我不知道全國的治療者，該如何面對患者的此種心聲。

當然，患者的態度也一樣有問題。只相信傳統「治療本來就會痛」的常識，結果致使疾病不斷的反覆發作。其實真正的治療，應該是「令人舒服」和「使身體喜悅」的。

若能掌握此種基本，在接受刺激患部的疼痛治療時，要採取毅然決然的態度告訴對方「這是不對的」，並拒絕接受治療。這才是一位「聰明的患者」。

■疾病以身體的歪斜表現

下面要告訴各位的，是決定著各位是否可以維持永久的健康，可否從疾病中獲得解放的重要關鍵。而且可使各位正確的理解我所提倡的『無痛療法』。

首先，我希望各位了解的基本是，我們的身體是，因天生擁有的因素及不斷重複的日常生活，而導致身體歪斜的事實。

而且，身體的歪斜若置之不理，會對肉體、精神產生不良的影響。

而任何一種疾病，若追究其原因，多與身體的歪斜有密切關係，在不了解事實的情況下持續治療，會掉進永久無法擺脫的可怕陷阱之中。

現在最重要的，不是治好疾病，只顧眼前的效果，而是要去知道為什麼自己會生病，學會根本的思考方式才是正確的。由此才可以得到什麼是健康，什麼是疾病的正確知識。

此種思考、構想，是人類哲學中非常重要的一部份，也是我們要邁向健康光明的人生，絕對要學會的一件事。自己所發生的疾病，是不可能依靠別人治療的。至少何謂健康的問題，應該先問問自己。

舉例來說，我們總是要等發病後才知道自己生病，其實疾病的前兆，已在日常生活中身體的姿態、形狀、動作、習慣中表現出來。

也可以說，身體以歪斜的方式發出警告。

雖然身體有了疼痛我們才知道有病，但對專家的我來說，疼痛的發生表示症狀惡化。身體的疼痛已是警告的最後通牒。

以狹心症患者的情況而言，疼痛是出現於胸口。多數人在這個階段中才開始發覺不對勁，但是，這種狀況已經是太遲了。可是，若能夠知道疼痛發生之前，身體便以歪斜發出警告，則可在更早的階段發現、治療，不會因狹心症而痛苦。

狹心症的情況，歪斜會明顯出現於左上半身。受歪斜的影響，肩膀會酸痛，並出現胃滯留的症狀。不過、心臟本身沒有任何症狀。乍看之下毫無相關的肩酸痛、其實是狹心症的初期症狀，這就是身體歪斜的可怕之處。

■疾病不是僅有局部而已

一般而言，我們很容易因肩酸痛不是病而加以忽略，這是很大的錯誤。即使是些微的症狀，也正表示身體有某處的失常，應將身體自己所發出的求救訊號加以掌握。舉例來說：

「肩膀好像有一點沈重。」

以接受按摩的心情來求醫的人，他們對健康的忽略，真令我訝異。進行檢查之後才發現從脖子到頸部明顯的向右歪斜。原來不是肩膀沈重，而是出現了內臟疾病。不久後便會有劇烈的疼痛來襲，導致不可挽回的結果。

其實疾病不止限於部份，而是從身體全體的歪斜產生的。即使是肩酸痛，也包含著各種疾病之可能，而身體的歪斜正好是一種證明。

要使我們的身體保持健康，首先要維持身體的平衡。也可以說應該考慮的，是身體整體的健康。只針對部份進行治療，疾病無法完全治好，一直不斷的向醫生求診，原因是在於不了解健康的基本。

若將身體的歪斜置之不理，只進行部份的治療，而身體的歪斜自然的會使同樣的病症隨時間而不斷重複。

簡單的說，那是理所當然的。

即使是有高明的技術，現代化的社會，擁有完整而進步的環境，若不矯正疾病之肇因的身體歪斜，用任何的方法，都不可能完全治好疾病。

我所提倡的平衡療法，只是針對「身體的歪斜」，非常簡單的詢問而已，但能夠理解並加以接受的，卻是令人遺憾的少。目前，我所主持的『身心調整醫學學會』在電視等媒體進行宣傳，已增加許多全國性的的支持者，但依然還是不夠充分。

要迎接高齡化的社會，我們必須有更明智的患者。所謂的明智，並不需要用功或累積知識，只需真正理解健康的條件與疾病的基本原因即可。

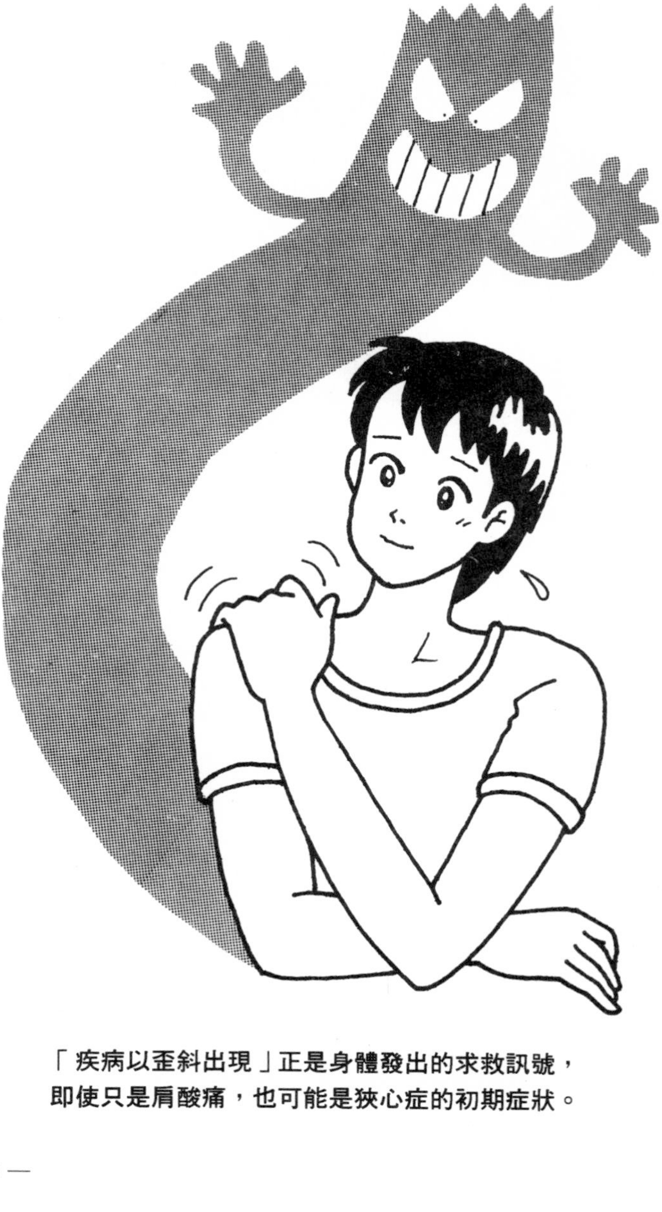

「疾病以歪斜出現」正是身體發出的求救訊號，
即使只是肩酸痛，也可能是狹心症的初期症狀。

要能夠正確的把握身體全體的知識，才能避免疾病，且維持健康。根據過去部份治療的方法，是無法期望完全治癒的，在未來，醫療負擔的部份必然增加。因此，國家的預算充滿了崩解的威脅。到那個時候就真的太遲了。

■直立步行是不健康的主因

到底什麼是人類可以健康渡過的條件呢？根據世界保健組織（WHO）的規定，以如下七個條件簡單的條列說明：

一、快食。
二、快眠。
三、快便。
四、不容易感到疲倦。
五、不容易有感冒傾向。
六、體重不變。
七、每天快樂而爽朗。

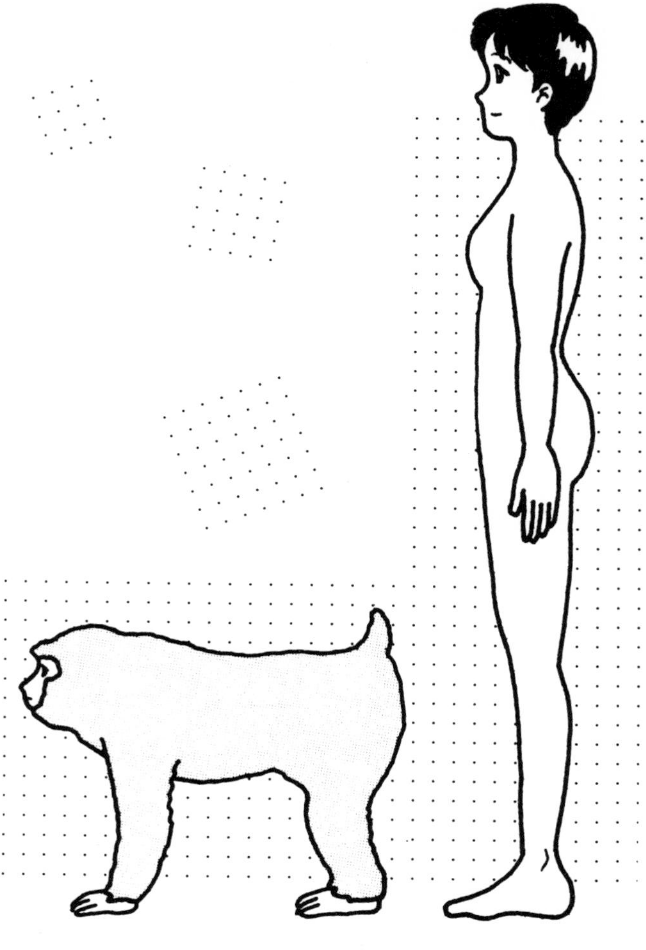

直立與四足著地，重心的負荷方式大不相同。

其實上述所羅列的，都是理所當然的狀態。由於如此，我們可以知道，健康等於理所當然的狀態。根本不是什麼困難條件。

可是，我們卻無法維持如此簡單的健康。

為什麼呢？因為我們早就忘了身體理所當然的姿勢及如何維持身體的平衡。

WHO所公佈之健康條件的三大要素是「活動、飲食、睡眠、排泄」，僅限於生理性而已。可以說在日常生活，是不需意識到，也不必勉強，身體即可愉快作用的狀態。

可是，就力學來說，人類是以起立步行此種極不自然的狀態生活著，在此種狀態下要保持健康是極為困難的。

我們的生活圈地球具有引力作用，是眾所周知的事實，從力學上看，原本的理想步行並不是用雙腳，而是用四隻腳貼住地面行走，才是自然的方法。

但是，人類的雙手，卻從步行中解放，採取了直立行動，因而所付出的代價，則是人類必須使用雙腳向引力奮戰。這種狀態為身體帶來非常不穩定的因素。

最有趣的是，集現代科學之最的機器人工學，使用四足的機器人已開發完成，使用雙腳的機器人卻仍然無法完美的造出。

因為兩隻腳不但要與引力奮戰，就系統結構上來說，還必須輸入更複雜的平衡感。要保持如此複雜的身體平衡，就必須再加上更有彈性的動態穩定性。

單就動物與人類五臟六腑之位置來考慮，即可了解此種穩定性的不同。由於動物是四肢著地，因此，五臟六腑處於較低的位置，而人類卻必須處於兩倍以上的高度。因此，兩隻腳必須支持較高位置的五臟六腑，又必須保持穩定性，就必須以接近神技的狀態進行直立動作。

站在健康的層面來看，五臟六腑位於較高位置，又過著安定生活的方法，必然對身體造成各種壓力。舉例來說，只要在腳底刺一根小刺，左右腳立即失去平衡，因而腰部失去安定，也因此成了引起腰痛的原因，我們的身體，會因為很小的因素使身體失去安定，陷入重大疾病的危險性中，可以說人類的直立動作是造成不健康的原因。

■小小的歪斜造成嚴重的疾病

依人體機能論而言，人類的身體是由平衡力學所構成。若是無法維持安定性，部份的壓力則會波及全身，不久，便會從產生起立平衡應力差的部份出現歪斜，影響腰、肩、脖子、膝蓋等，從外表上看是身體嚴重的變形，也就是出現歪斜的形態、動作。

很遺憾的，正如前述，我們的身體經常處於不安定的狀況。在這種情況下要保持安定性是極為困難的。只要以不自然的直立動作持續每天的生活，毫無疑問的，每人都會失去身體的平衡。

尤其背部與腰部更是身體的支柱，所受的影響更大。何況在手腳固定化的情況下，（這些器官都要活動才能發揮機能，故其所受的影響是不可測量的。）

只要手腳失去平衡，立即引起前後傾斜，左右傾斜、扭轉的現象。而背脊、腰部的歪斜，也會阻礙手、腳的正常作用。

這意味著僅僅手腳的因素，我們的身體就可以輕易的產生歪斜。其不穩定的程度，與其他動物相較，顯得非常脆弱。

若不了解此種事實，僅針對部份進行治療，則疾病很難痊癒。相反的，會使整體的平衡更為惡化，反有加重症狀惡化的危險性。

下面介紹一個個案：

某位六十五歲的主婦，有一天由先生帶到我的醫院來。看起來她顯得極為虛弱，甚至無法以自己的力量站立。

「到底怎麼回事？」

我很驚訝的問她。

「胸口和背部痛得好像有心臟病。再加上頭昏，整個人就沒有力氣了。」

她用虛弱的聲音回答，先生也立刻接口補充：

「可是醫院說沒有任何毛病。」

然後先生又不滿的說：

「為了慎重起見，還在醫院裡照X光，可是卻說雖然年紀大了，但是脊椎還很健康。」

雖然診斷的結果脊骨正常，病卻無法痊癒，反而症狀更為惡化，甚至連晚上都無法入睡。後來，先生回憶起過去曾讀過我的著作，再觀察自己的妻子，發現她左右腳踝不平衡，才理解這是「歪斜」所造成的，立刻帶她來我這裡。

可是，妻子卻滿臉狐疑的接口說：

「我認為原因是肩膀酸痛。而且也買了背部按摩器每天治療。」

「結果有沒有效呢？」

聽我這麼說，她答不出來了。那是當然的，因為這樣只會使歪斜的身體更為歪斜而已。由於對妻子的身體加上了多餘的刺激之故，使受傷的自律神經受到更大的傷害。

外行人療法的可怕之處，就是在不了解身體全部知識的情況下，只想對部份進行治療。其實這正是目前醫療思想、技術的實態，但請各位一定要了解，此種部份治療、部份刺激只會使身體的歪斜更為增加。

我立刻為她進行檢查，並為那位太太調整身體的歪斜，先以手腕、肩膀的歪斜為中心進行調整。那位一直無精打采的太太，立刻恢復了精神，疼痛也減緩許多。

先生神色得意的說：「現在你總相信了吧！」然後溫柔的扶著妻子一起回家。第二次的治療，那位太太便可以用自己的力量走來。

這正好是一個很好的例子，它告訴我們錯誤治療的可怕，只進行部份治療是不可能治好病症的。

■身體的歪斜就是疾病

既然有健康的身體，也就有生病的身體。

若將兩種身體的特徵進行檢討比較，可以發現疾病的發生與歪斜有密切的關係。這不單是以屍體為對象進行的研究結果，也以活體（活的身體）為對象進行研究，我相信這種想法必然可運用於實踐之中。

我們可以說健康體減去病體，其答案便等於歪斜。不論是頭痛、胃痛、腰痛、感冒各種

健康體—病體＝歪斜

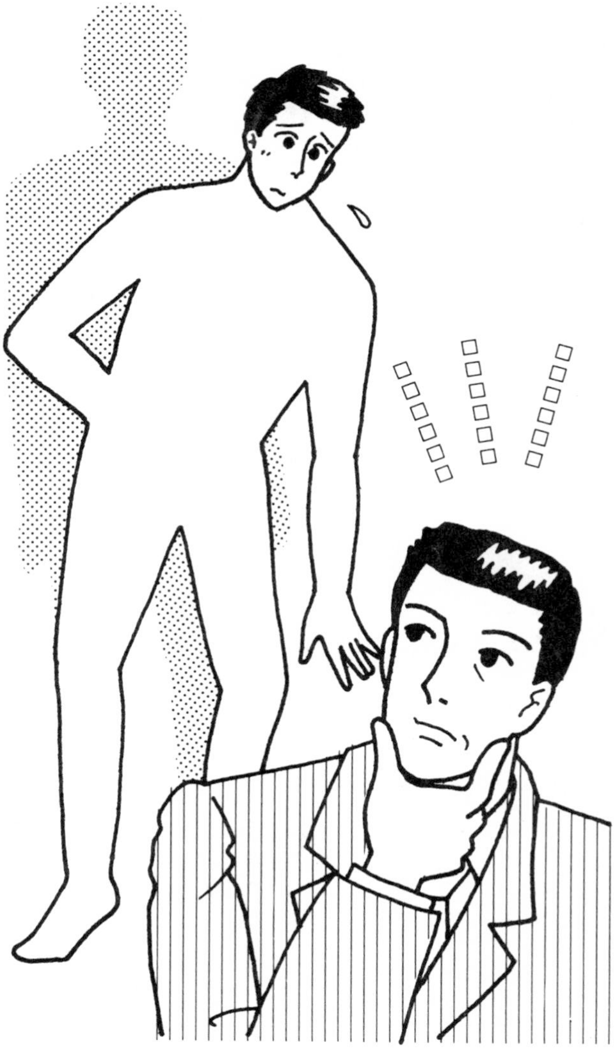

疾病的起因，都與身體的歪斜有關。

不論何種疾病的入侵，追根究柢都是身體的歪斜。好比登山，不論從那一個方向（疾病）攻頂，結果都可以達到頂峰（歪斜）。剛開始這只是推論而已，而這種想法也一直脫不出推測的領域，可是實際上除去身體的歪斜後，疼痛消失了，而疾病也痊癒了。重複幾次之後，都得到相同的結果，因此有相當高的可信度。

此種除去歪斜的方法，目前的社會則以『無痛療法』加以認知。著名的電視節目『下定決心上電視』也曾花了一個小時的時間加以報導，而在報紙或雜誌上，也曾出現過好幾次。

令人困擾的是，自從無痛療法廣為人知之後，許多類似的療法也開始橫行，掀起了一股無痛風潮。

至於『無痛療法』、『平衡療法』、『身心調整醫學』，已提出商標註册之專利申請，故而在此提醒各位，未獲身心調整醫學協會認可的，即不屬於我的療法。

我們的『無痛療法』，完全不靠傳統的手法調整歪斜。即沒有叩打、揉捏、拉引或使用器具，更沒有使用神秘的力量。

因為我們的想法，是從身體的基本來考慮解剖學、生理學，不需要讓患者骨骼肌肉疼痛的力學手法，而是採用自然調整為正確姿勢的方法。

■歪斜的法則

自己的身體是否有歪斜呢？相信必然有讀者抱著半信半疑的態度，這裡簡單介紹測定歪斜的方法。人類既然以雙足生活著，則歪斜就是無法避免的。現在，以為自己很健康的人不妨一試。

◎上半身的歪斜測定Ⅰ

首先，正坐挺胸，背脊伸直，將左手由肩膀繞向背後。接著右手從腹側繞向背後，雙手在後方握住。

身體若缺乏柔軟度，這會是一個十分困難的動作，但這不是在調查雙手的柔軟度，身體僵硬的人只要把手繞到背後即可。問題的關鍵，在於雙手的間隔是多少。

接著反過來，右手越過肩膀伸向後方，左手由側腹伸向背後，雙手在後方握住。

做完兩種動作，不知道各位是否發現了什麼？從左肩繞向背後和從右肩繞向背後時，雙手的差距應該是不同的，若雙手的差距不同，表示從肩膀到腰部的身體產生了歪斜。

①左手由肩膀上方繞向背後，右手由側腹繞向背後握手。

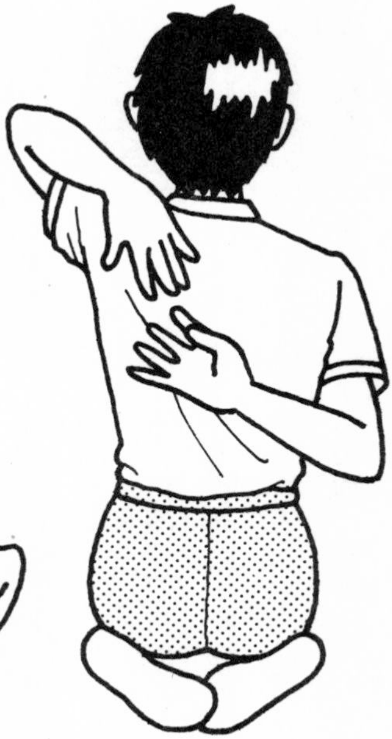

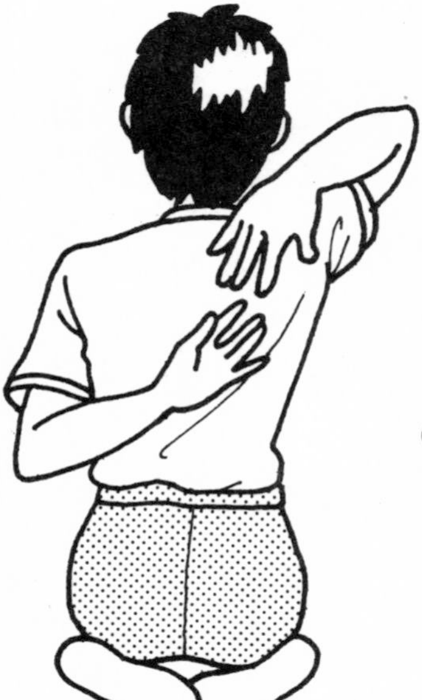

②右手由肩膀上方繞向背後，左手由側腹繞向背後握手。

由此，我們可以確認身體的歪斜度。

身體比較不歪的人，左右雙手的差距不大。而罹患疾病的人，則左右間隔的差距非常大。而重疾者進行測定時，甚至於歪斜到手無法繞向背部之程度。

◎上半身的歪斜測定Ⅱ

接著是頭部到脖子的歪斜測定法。這也很簡單，可以隨時檢查。

先伏臥床上，雙手雙腳伸直，全身放鬆，雙手伸直頭部前方，雙腳腳尖儘量向下伸直，背部挺直後，雙手向下拉回兩耳側邊，輕輕握拳。

頭頸是否可順利朝兩個方向轉動呢？與側定Ⅰ相同的是，左右轉動的差距越大，歪斜度越大。例如向右耳朵可貼住地面，向左則只有臉頰時，可推測已有中等程度之歪斜。

同時，亦可測定頸部之動作。

例如向右側可順利轉動，向左側則略有阻礙，可能潛藏著頭痛、頸椎扭傷、顎關節症等內在疾病，要多加小心留意。反之亦同。

無法左右均等的轉動或有阻礙出現時，表示頸椎出現了歪斜，可能是頭部、脖子或肩膀出現了某種異常。若已有頭痛的症狀出現，則確定頸椎出現了異常，必須儘早接受適當治療。

●脖子朝左右轉動●

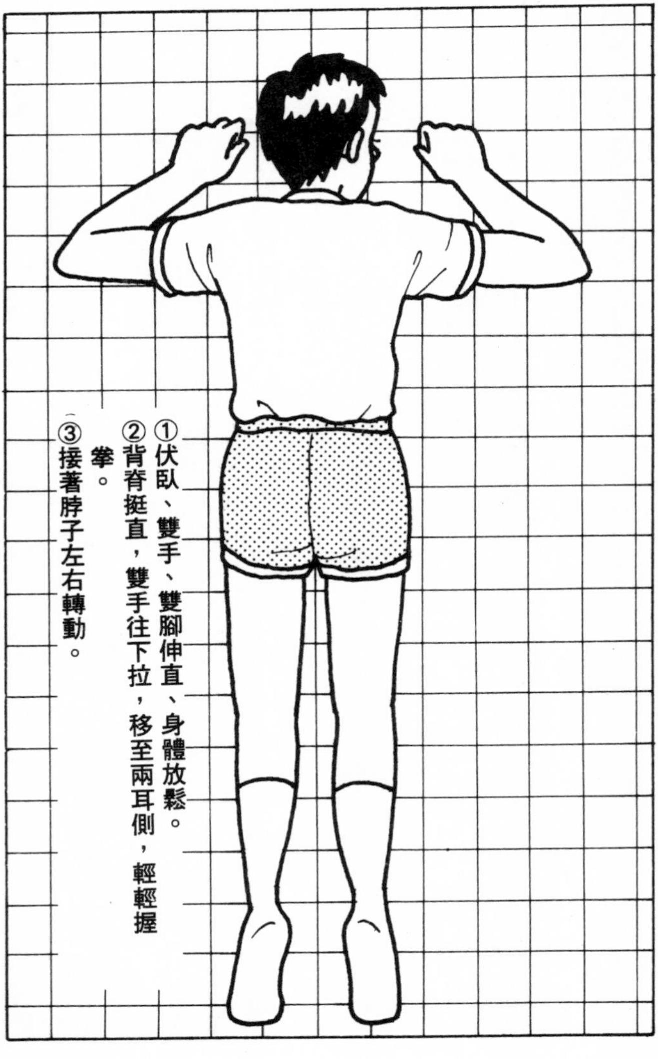
①伏臥、雙手、雙腳伸直、身體放鬆。
②背脊挺直，雙手往下拉，移至兩耳側，輕輕握拳。
③接著脖子左右轉動。

■即使不痛疾病仍然是疾病

一旦成為世上的某種常識，要想加以推翻就十分困難。例如『無痛療法』中的無痛這句話本身，就不可能立即被接受。許多人總是懷疑：

「真的可以在無痛的情況下治好嗎？」

同樣的，疾病等於疼痛發生的想法，也根深蒂固的存於社會上，可以說對疾病的本質並沒有真正的了解。即使不會痛，疾病依然是疾病。

至於「有痛才是病」「不痛所以不是病」的想法，就醫學的觀點來看，根本是不成立的。

以痛或不痛的感覺來掌握疾病，是絕對無法擺脫疾病的。尤其是不斷來往醫院，疾病不斷再發、或很難治癒的人，是否該提起勇氣，從新的角度來掌握自己的疾病。

若是一直抱持著常識性的想法，認為不痛就不是病，則一生都無法擺脫疾病，因為並沒有從根本上治好病症。

疾病的根源是在於歪斜。歪斜的確不會造成疼痛，但卻毫無疑問的是一種疾病。不過，一般人若想檢查自己的歪斜度卻有相當的困難度。

這個世界上有許多人將歪斜視為理所當然。例如：臉型左右不對稱時，便解釋為左右不均等是正常的，但若以醫學的方式檢查則臉部歪斜也是一種疾病，因此，左右不均等絕對不是健康體。

舉例來說，左側的唇與右側的唇不對稱，表顎關節發生異常，而且從脖子到肩膀產生了嚴重歪斜。

而其症狀會影響內臟諸個器官，引起慢性胃炎、肝臟障礙或下半身股關節之異常。所以，不要認為嘴唇左右不均等也無所謂。誕生於自然界的生物，幾毫無例外的都是左右對稱的結構，人類的臉自然不會有特別待遇。

但是，身體的不均等不會造成疼痛，也因此容易置之不理，或者用荒唐的理由加以解釋。而且，這種概念成為根深蒂固的常識，若想加以矯正，就必須耗盡心力的努力不懈。

包含本書在內，我已出版四册書籍，但仍聲嘶力竭的繼續著「歪斜就是疾病」的啟蒙運動。必須讓此種概念完全滲透於世間，才能讓「歪斜就是病」成為一種常識。

解剖圖

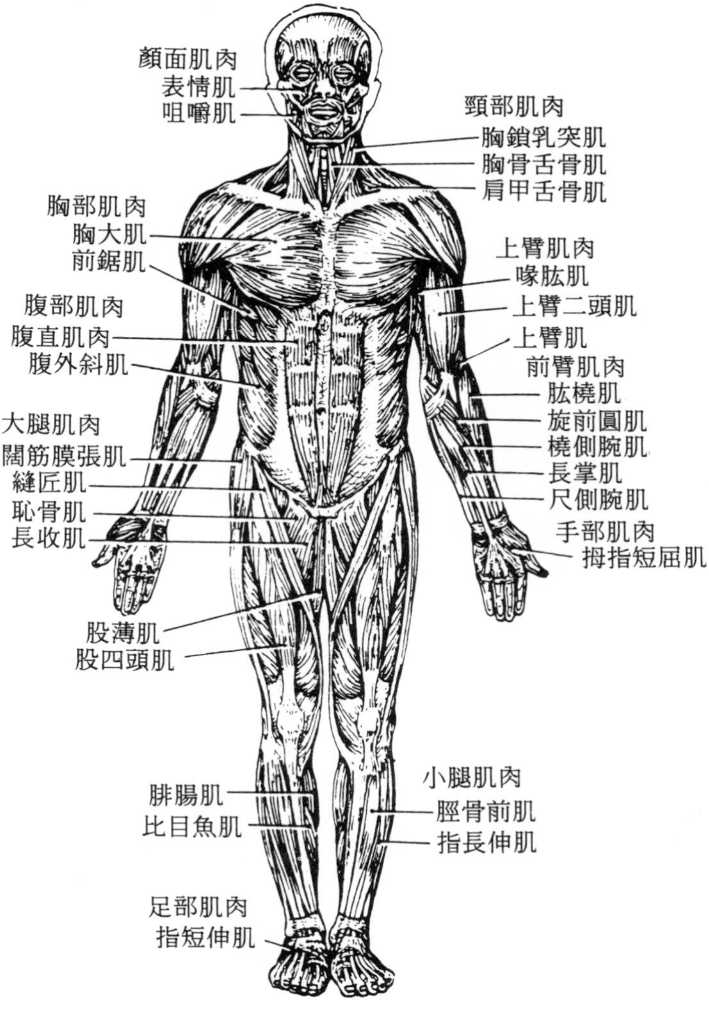
顏面肌肉
表情肌
咀嚼肌
頸部肌肉
胸鎖乳突肌
胸骨舌骨肌
肩甲舌骨肌
胸部肌肉
胸大肌
前鋸肌
上臂肌肉
喙肱肌
上臂二頭肌
上臂肌
腹部肌肉
腹直肌肉
腹外斜肌
前臂肌肉
肱橈肌
旋前圓肌
橈側腕肌
長掌肌
尺側腕肌
大腿肌肉
闊筋膜張肌
縫匠肌
恥骨肌
長收肌
手部肌肉
拇指短屈肌
股薄肌
股四頭肌
小腿肌肉
腓腸肌
脛骨前肌
比目魚肌
指長伸肌
足部肌肉
指短伸肌

■手腳歪斜轉成腰痛的機制

當人類開始直立步行之後，最為承受壓力的就是以腰部為中心的雙手雙腳。而身體的歪斜便是從手腳的酷使開始，長期不做任何矯正，並將之置之不理，便會引起各種疾病。

一般人都會認為腰痛是背脊的歪斜所引起的。但別忘了使背脊歪斜的根源卻是手腳。背脊的歪斜的確會引起腰痛，只要稍微閱讀一些醫學書籍便可以知道，但究竟背脊為何出現歪斜，卻沒有進一步的說明。

原因很多，大部份的說明認為，是身體失去平衡而引起的一連串效應，卻未言及為何失去平衡的根本原因。不知道根本的原因只想矯正背脊的歪斜，是無法治癒症狀的。即使治好，也只是暫時性的，很快又會再發。

要治好病，就必須追究疾病的根本原因，並將根本原因完全除去。

其實腰痛的根本原因並不是背脊歪斜。背脊疼痛的確會引起腰痛，但不是腰痛的根源因子。使背脊歪斜的是雙手雙腳。若無法理解這一點，腰痛是不可能治癒的。

人類的身體會很自然的使左右、上下、前後保持平衡。這一點，只要觀察三十五頁的解剖圖便可了解。觀察骨格與肌肉的配置之後，便可看出肌肉是從各種方向結合起來的。

支持腰椎的部份是骨盆和腳。

不僅左右、上下、前後、斜方等等，身體為了保持平衡總是在互相牽引著，歪斜正是牽引的力量失去平衡所造成的。

稍微思考即可了解，雙手雙腳如何頻繁的每日進行牽引運動。

至於歪斜的情況，可能由於扭轉使用或傾斜使用，有時會右手較長，有時則左手較長。

手腳的歪斜若是置之不理，則會使身體產生嚴重的歪斜或扭轉。而此種歪斜會使背脊歪斜，骶骨偏差，終於發展成為腰痛。

■歪斜與無痛療法

手腳歪斜而引起腰痛的概念，也許很難獲得一般性的理解，但身體的歪斜不限於一部份。一個部份產生歪斜，則此種歪斜會擴及全身，致使許多認為毫不相關的部份也產生歪斜。

但是，只要了解歪斜的法則，就可以知道為什麼手腳的歪斜會引起腰痛，也可以了解矯正骶骨或背脊還是一樣無法完全治癒。

各位都知道這一類的治療所使用的多半是叩打、拉引、揉捏、塗藥、熱敷、冷敷等等。不但只是局部治療，而且還多加許多的刺激和力量。

若依自然的方式或自然的法則治療，則完全不需勉強的力量或不自然的力量。我的『無痛療法』其最大的優點是治療時完全排除了不自然的力量與刺激。

不過，這並不是什麼特別的治療。是以解剖學及生理學作為背景的。

在這裡我必須強調一點，我們很容易忽略掉力量非常強大的肌肉的存在，在討論有關身體的問題之時，調整脊椎、矯正骶骨的想法並沒有錯，但在治療的階段卻忽略了肌肉的強大力量。

我們的肌肉，是一種一塊一塊的微小存在，並錯綜交合構成的一種組織。這些肌肉綜合的產生作用，可以舉起達一百數十公斤的重量，或以一百數十公里的速度投出棒球。當然，也可以在不到十秒之內跑完一百公尺，或將球踢往數百公尺之外。

這些了不起的力量就是由我們的肌肉發生的，忽略這一點，則解剖學的本質即無法成立。

解剖學的本質應該是在活體的概念下成立的。以設置於理科教室中的標本為對手，可以構築脊骨如何、骶骨如何的理論，實際上最重要的治療對象卻是我們的活體。

因此，先請各位意識到肌肉的作用，再考慮脊骨與骶骨的治療。若以強力的肌肉為對象，應該進行何種治療。假設認為脊骨有問題便對脊骨施加力量，那麽，在全身都歪斜的情況下，擁有強大力量的肌肉，是否可以恢復正常的姿態（彎度）呢？

背脊的治療也是一樣。矯正於中心點或使之保持平衡固然重要，若不考慮肌肉的存在，則很快又會恢復為歪斜。反過來說，過度的刺激脊椎，很可能會引其他的疾病。

肌肉會以巨大的力量恢復本來的狀態，而在這種想法之下，不論多高明了不起的治療法，全身的歪斜狀態，又會因為肌肉的力量恢復成異常狀態。

所以，真正的治療構想，若以骨骼為對象是不可能成功的。必須同時考慮操縱骨骼的肌肉。這才是一種真正有效的治療。

「醫生，治腰痛為什麽要調整手腳？」

過去，第一次接受治療的人，都會提出這樣的問題，但只要讓他看解剖圖，再進行說明，他就了解了。

而且，手腳經過調整之後，的確有效的使腰痛消失了。事實永遠勝於雄辯。

用身體歪斜來發現疾病，再以無痛療法治療的構想，過去若沒有嘗試過，僅以閱讀本書的方式，是很難理解的。下面我將介紹數例，請各位不必焦慮，慢慢閱讀。

■歪斜的發現法

身心調整醫學學會，準備了具體顯示歪斜法則之基本思考方式的「歪斜發現法」。這是可以簡單檢查歪斜度的方法，泰半的身體歪斜，皆可依此方式獲得情報。測定的方法很簡單，各位不妨實際試試。

不過，我要在這裡為剛剛出現的「求心性作用」及「遠心性作用」這兩個名詞進行說明。

◆『求心性作用』

先敍述手的情況。「求心」是一種表示收縮作用的用語。所謂的收縮作用，是指輕舉萬歲姿勢時，對「較硬、不易伸展、較短」的手所使用的。

而腳的情況，則是彎曲膝蓋，將腳踝放在另一側膝蓋上，向外轉，指稱「股關節可動性較好」之一側的腳。

◆『遠心性作用』

「遠心」與求心相對，表「伸直」的作用。和求心性相反，對輕作萬歲之姿時，「柔軟、伸展、較長之側」的手所使用的。至於腳的情況則表「較長、股關節較硬、可動性不良」

的一側。

更進一步的說明，即是軸足之側。

現在，再參照圖例作說明，以A圖來說，表右股節產生「遠心性作用」，隨之則左肩關節呈「求心性作用」之狀態。圖中↑所表示之箭號的方向，即表歪斜的方向。依此圖可看出左上與右下，歪斜法則所產生的強烈作用。

B圖與A圖相同，也是右股關節發生，「遠心性作用」，但歪斜的方向，則同於右側的流向，右肩關節並呈「求心性作用」。依此圖可看出右上與右下，歪斜法則的強烈作用。

C圖的情況，左股關節呈「遠心性作用」的狀態，隨之右肩關節亦產生「求心性作用」。若就此圖加以說明，則右上與左下，歪斜法則產生強烈作用。

D圖的情況，則與C圖同在左股關節出現「遠心性作用」但歪斜的方向，則同時流向右側，可看出左肩關節引起之「求心性作用」。此表左上與左下，歪斜法則產生強烈作用。

此外，還有其他種的組合，但只要記好最具代表性的四種模式，便可檢查出自己的歪斜度，若希望能有更進一步的了解，請與總部連絡。

由此我們可以理解，歪斜是由全身所發生的事實。絕對不可能只有部份出現歪斜。只要

●人人都可了解之歪斜判斷法・A圖●

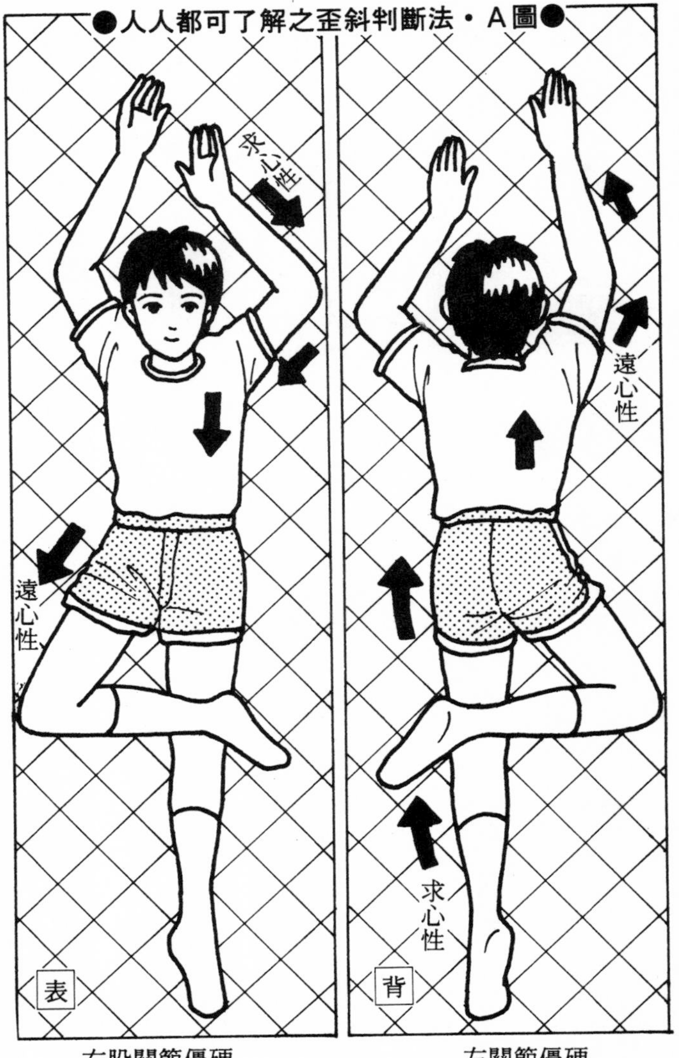

右股關節僵硬　　　　　　左關節僵硬

右股關節為「遠心性作用」左肩關節為「求心性作用」。

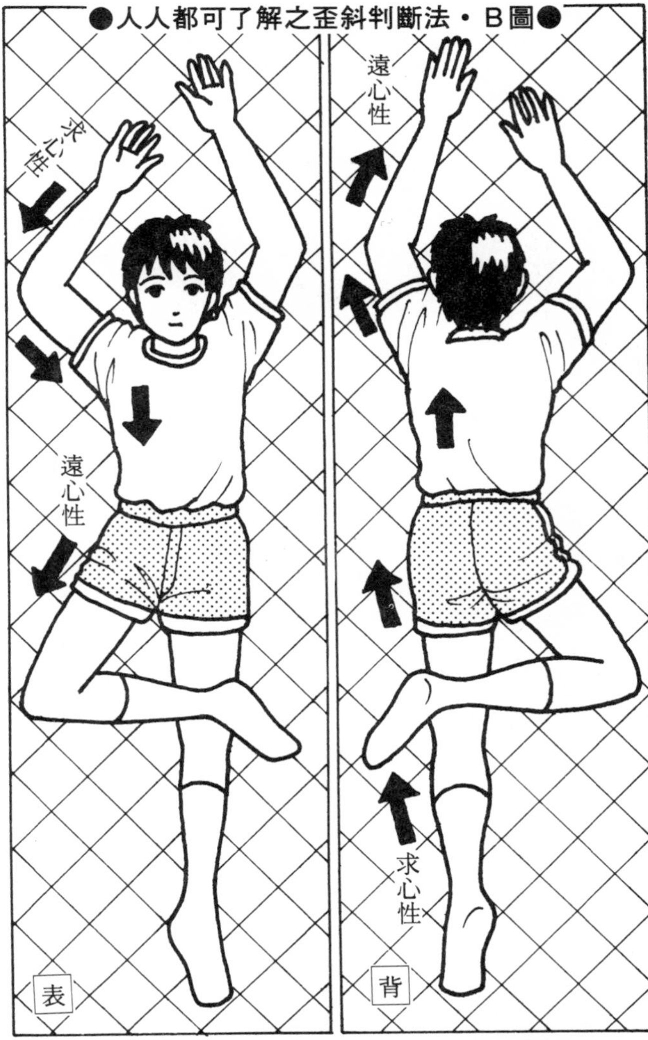
●人人都可了解之歪斜判斷法・B圖●
求心性
遠心性
表
遠心性
求心性
背

右股關節僵硬　　右肩關節僵硬

右股關節產生「遠心性作用」，右肩關節產生「求心性作用」。

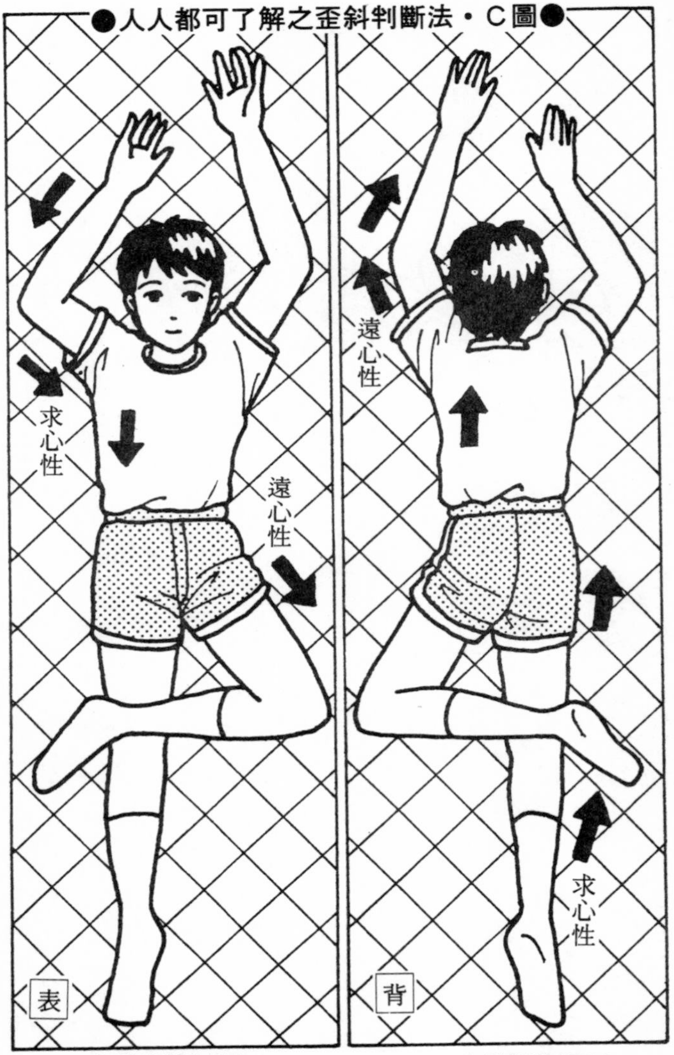
●人人都可了解之歪斜判斷法・C圖●
求心性
遠心性
遠心性
求心性
表
背

左股關節僵硬　　右肩關節僵硬

左股關節為「遠心性作用」，右肩關節為「求心性作用」。

●人人皆可了解的歪斜判斷法・D圖●

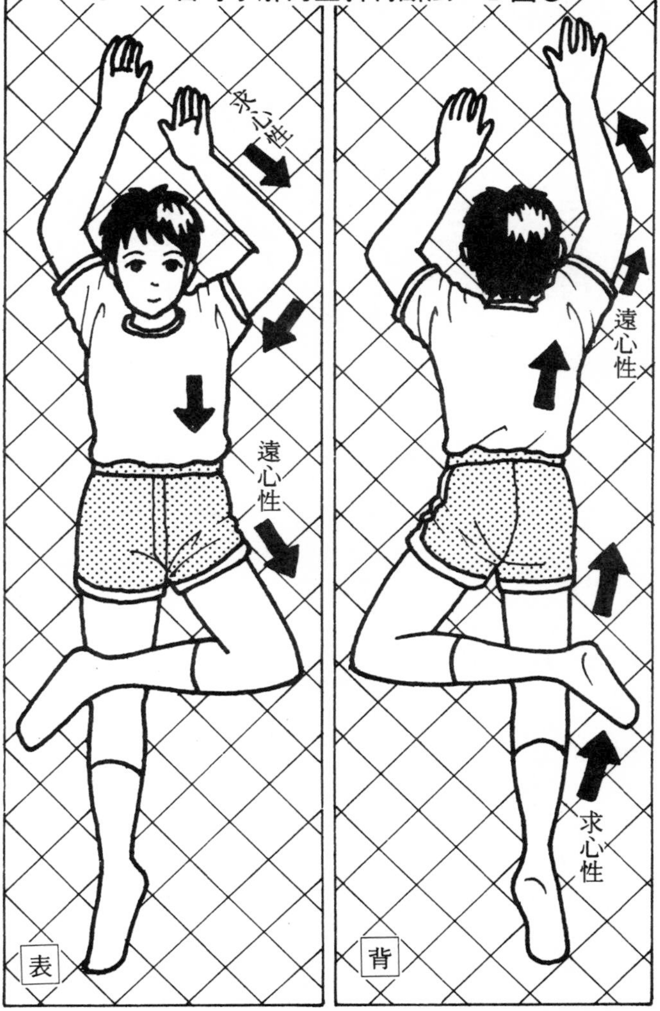

左股關節僵硬　　　　左肩關節僵硬

左股關節為「遠心性作用」，左肩關節為「求心性作用」。

看過肌肉的構造即可明白，不可能只有一個地方出現歪斜。

同樣的，疾病也絕不會只是一個地方的問題，所以不論如何進行部份治療，新的疾病也會接連不斷的出現，其理由便是人類的身體結構是複合的形態。

從解剖學來看，我們的各個器官，的確是一個個的零件。西方的醫學正是以零件的角度加以掌握，所以才會以壞掉了就換一個的想法來處理。至於不能換的脊骨與骶骨，便以矯正的方式進行部份治療。所以矯正與零件交換是在相同概念下產生的。

但是治療若不從全身的角度加以掌握，無法期待一個好的結果。

實際上，我們的身體有些是伸展，有些是收縮的。從「歪斜的判讀法」即可知道，不可能只有手伸展而腳是正常的，或腳收縮而手是正常的。

治療法也是一樣，只調整手是不夠的，只治療腳也不可能完全治好。這些都是一種交換零件的想法，只是部份治療，對症治療而已。

■一切的原因出自歪斜

若是無法控制強韌的肌肉，身體就會歪斜。而持續維持著不自然的姿勢，再加上過度的刺激，就會失去平衡力而導致歪斜。

而且，骨骼並沒有恢復姿勢的力量，因此，不論如何正確的調整骨骼，肌肉還是會立即使之變形。就像標本骨骼一樣，沒有肌肉支撐，骨骼本身無法站立的。我想，不須多作說明，各位也必然了解，對於這樣的骨骼，不論進行多少治療都是白費的。

再以身體中被稱為支柱的脊椎為例，使之保持平衡的，是柔軟而強力的肌肉。可以說因為肌肉，韌帶組織固定、支持了身體的前後，左右、上下、才使脊椎得以保持其面目。但若肌肉與韌帶組織出現了緊張或弛緩，出現了軟硬差別時，脊柱立刻失去平衡，造成了身體的歪斜。

再以理論來說明，例如手部的廣背肌只有一方出現緊張時，「求心性作用」就會產生強力作用，不能保持中心，結果，產生了脊椎的歪斜。

腰痛的發生原因，就是因為脊椎歪斜，於是神經、血管、肌肉的強弱與平衡產生差異，這些道理，只要有某程度的知識、應該都可以了解，但是，很令人遺憾的，現代醫學對於造成失調的，是手腳的歪斜，差距這一點，認識卻十分淺薄。

我們的身體在長久的使用之下，歪斜的產生是必然的。這幾乎是無法避免。置之不理必然會造成疾病。這些疾病，多半是因為將歪斜造成之失去抵抗力的不平衡狀態置之不理所造成的。

現在，將生理機能之失調，各種異常及障礙，以各機能為別，列出其症候。

以感覺機能而言，「疼痛、痲痺、酸痛、沈悶、冷、熱……」等。

以運動機能而言，「不能動，不能轉，不能伸直，不能彎曲、不能站立、不能步行、不能坐、不能舉……」等。

以呼吸機能而言，「咳嗽、易感冒、鼻塞、有痰、呼吸困難、喘氣、打哈欠……」等。

以消化機能而言，「沒有食慾、易便秘、下痢、噁心、胸口灼熱、喉頭哽住……」等。

以循環機能而言，「悸動激烈、頭充血、心律不整、血液循環不良、浮腫、貧血、冒冷汗……」等。

以自律神經機能而言，「失眠、不安、焦慮、出微熱、暈眩、起立性暈眩、倦怠感、脫力感……」等。

以內、外分泌機能而言，「甲狀腺、汗腺、頜下腺、荷爾蒙之異常……」等。

我只能將我記得的，儘可能的記述下來，這些病症經常出現在我們周圍。

也許各位讀者會感覺到自己也有好幾種症狀。可是，很不可思議的是，這些病症明明存在，卻沒有人給它一個漂亮（？）的病名。

為什麼呢？因為缺乏具體性。那些進行部份治療的醫院只要找不出具體的病症，就會束手無策了，更何況是連病名都沒有。

「總是有莫名的焦慮，心情沈悶。」

即使向醫生求助，由於他不了解身體發生了歪斜，只會將之視為老化或年齡造成的，是受心理、精神等心因性因素所造成的。診斷結束後，只淡淡的回答一句：

「給你開些鎮靜劑好了。」

我相信一定有不少人有過類似的診斷經驗。來到我的醫院的病患中，就有不少人因原因不明而得不到病名。在我的醫院裏不需要病名。因爲我們不是在治病，而是使造成疾病的身體歪斜恢復正常。

一般的治療對於全身性歪斜所造成的疾病，不具有任何處理的知識，這才是問題的重點，說一句實話，把所有的焦慮或重壓感等，都以精神性加以掌握的現代醫學才有問題。

其實這些症候，是身體藉著最弱的部份發出疾病，以提出警告。未能掌握這些身體的警告，而以精神性的部份，視之為心的問題，絕對不是一個好的方法。

焦慮和重壓感也是一種正式的身體疾病。身體的歪斜，會影響至身體的許多部份，我建議各位再一次看看活體解剖圖，以進行研究。

這些不負責任的診斷，為許多人帶來痛苦，其影響是無法預料的。其錯誤，就是沒有將身體的歪斜視為病因所造成的。

第二章

無痛療法才是治療的原點

身心的不平衡將引起百病

■無痛是治療的本質

「真的完全不會痛。」

接受過身心調整醫學會之『無痛療法』的患者一定會說這句話，我將之視為患者莫大的讚語。對於痛苦的患者而言，以「無痛」可以除去痛苦的技術，就治療的觀點而言，是一種極大的榮譽。

即使是單就思考來說，伴隨疼痛的治療，根本是治療術中的下下等。因為身體會產生疼痛，是患部的壓力所引起的，對於充滿了壓力的患部，又施以名為治療的各種刺激，表示並不是真正的了解解剖學及生理學。

如前所述，將患者感到疼痛的患部，以技術為名加上多餘壓力的方法，可視同於拷問，患者絕對不喜歡疼痛的治療。為了治病，才一心忍耐痛苦不堪的治療。因為世上只有這一種方法，因此不得不如此。

藉著這個強力的後盾，治療師完全不理會患者的哀嚎、掙扎、拼命的使關節軋軋作響，用兩手拼命叩，讓旁觀的第三者不忍卒睹。

「痛死了，好痛啊！」

這些聲音，我自己也在醫院中聽過。

若是因此可以治癒，相信患者的抱怨必會減半，但是這種粗暴的治療極易帶來後遺症。由於勉強之故，使原本已經歪斜的患部，又強加了不合理的刺激，即使是外行人，也不得不懷疑！

「這樣真的對嗎？」

最悲慘的，還是一些老年的患者。已經出現了老化現象了，又對身體加上多餘的壓力與刺激，怎麼可能有好的效果呢？

可以說根本完全不考慮身體的結構及患者的立場。患者的年齡從幼兒至老年人都有，範圍極廣，又有男女的差別。有人極為病弱，也有人活動不靈活。

若完全不考慮個別的立場，僅依自己所學，對出現疼痛的部位，努力壓迫、叩打、揉捏，反會使該治好的部份無法治療。倒不如不加處理反而好些。

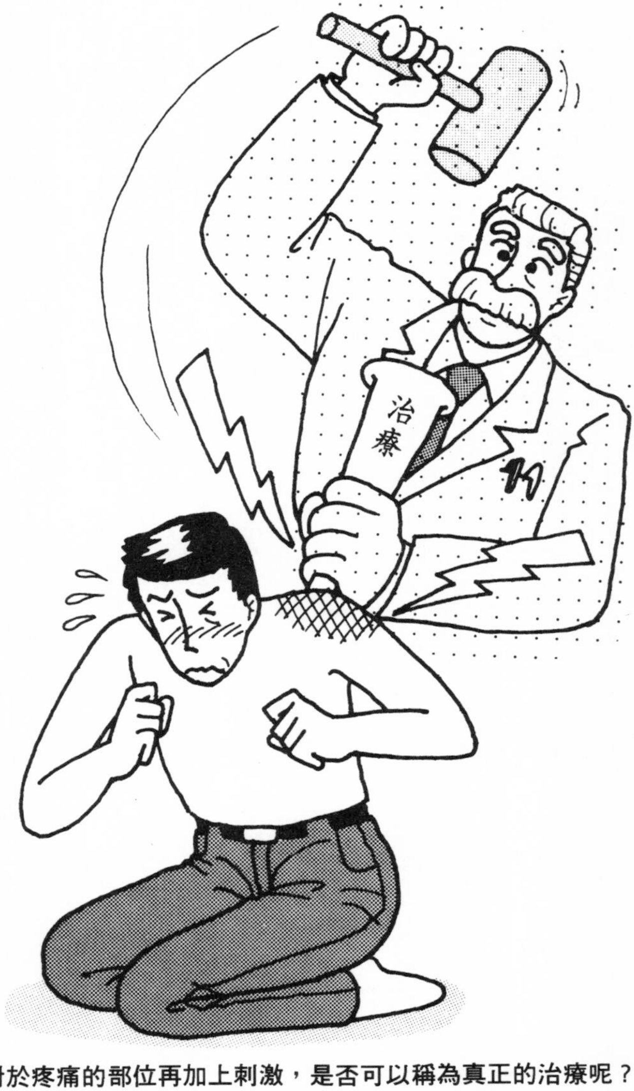

對於疼痛的部位再加上刺激，是否可以稱為真正的治療呢？

其實治療師本身並沒有惡意。施術者更盡情的以技術表現其善意。可是，治療必然會疼痛的想法，正好表示他用功不足，更沒有追究疼痛的原因。

「當然，能夠以無痛進行治療是最好的……」

他們也會說這樣的話，但其施術的方法，是否回歸到治療的原點，卻頗值得令人吟味，這是因為他們將叩打、壓迫、拉引、揉捏的既成概念，毫無批判的加以接受之故。患者方面也是如此。表達自己強烈的希望「無痛」治療的願望，是絕對必要的態度。

■由站姿檢證歪斜

顏面的表情，可以清楚顯示一個人的內在，人類的外觀也清楚的表達了本人的疾病。因為疾病的情報，全部是由身體的歪斜所發生，所以，從歪斜的形態，可清楚的判斷病名。

「我的身體絕對沒有歪斜。」

有人信心十足的這麼說，其實人類只要活著一天，就無法擺脫身體的歪斜。任何東西只要使用便有所損傷，這是自然的。反過來說，使用身體而沒有歪斜出現，那才是不自然的。

我並不是要說歪斜不好。只是將歪斜置之不理才是萬病之源。若不將歪斜加以處理，身體失去平衡，會使內臟各器官及神經系統產生障礙，若能了解發生疾病的身體機制，就絕不會將歪斜置之不理。

例如，身體有左傾習慣的人，可以很簡單的判斷可能「有右邊腰痛及肩酸痛」發生。所以，從一個人的姿勢和歪斜情況，就可以判斷病症。

俗語說，無也有七癖，習慣可以非常具體的表現一個人的生活模式，因此，從一些動作中，可以發現造成歪斜原因的姿勢。

首先，要先確定自己身體的歪斜。

歪斜的形態很多，這次我們要以「足下」為主題，探討歪斜的模式。舉例來說，日常生活中可確認的方法，約有如下十二種：

①站立時的姿勢，重心放在右邊。
②站立時的姿勢、重心放在左邊。
③正坐時腳跟倒向左側。
④正坐時腳跟倒向右側。
⑤坐下腳向前伸出後，腳豎起的一方。
⑥坐下腳向前伸出後，腳倒下的一方。

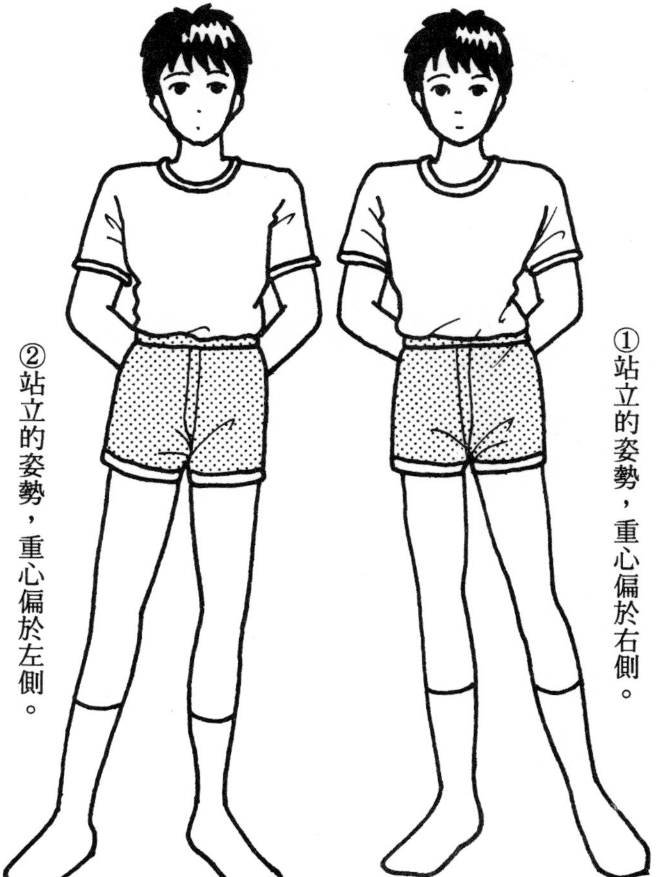

①站立的姿勢，重心偏於右側。

②站立的姿勢，重心偏於左側。

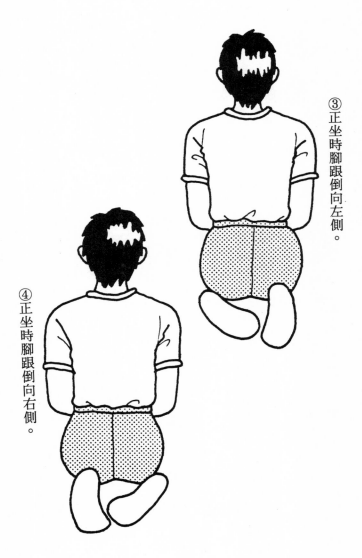

③正坐時腳跟倒向左側。

④正坐時腳跟倒向右側。

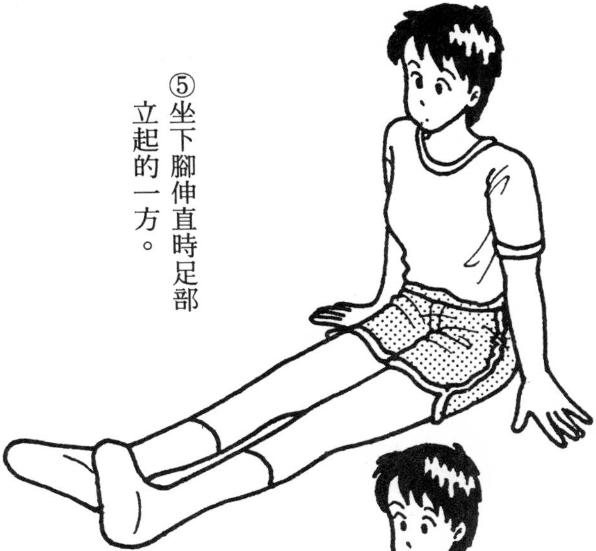

⑤坐下腳伸直時足部立起的一方。

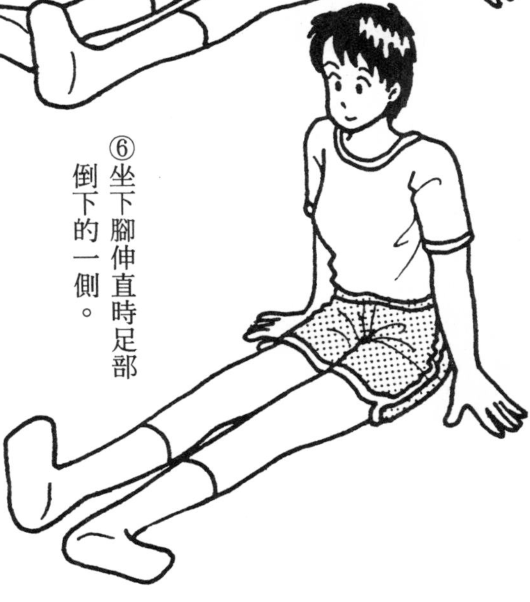

⑥坐下腳伸直時足部倒下的一側。

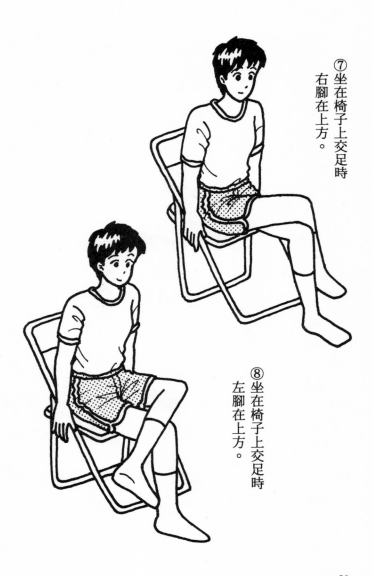

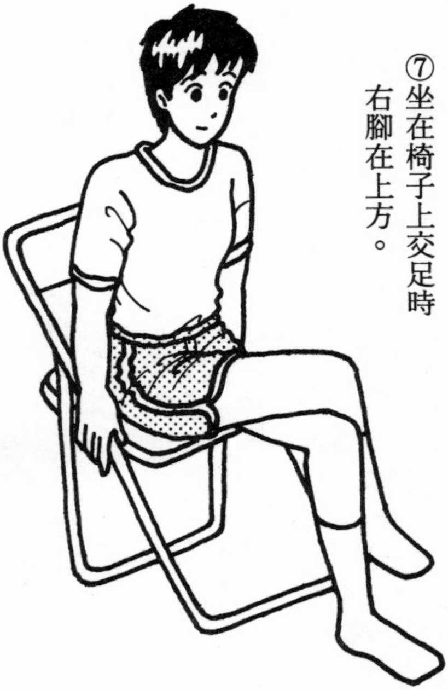

⑦坐在椅子上交足時
右腳在上方。

⑧坐在椅子上交足時
左腳在上方。

⑦坐在椅子上交足時，右腳在上方。
⑧坐在椅子上交足時，左腳在上方。
⑨側坐時右腳較易伸出。
⑩側坐時左腳較易伸出。
⑪裙子、長褲容易轉動。
⑫坐下時腳底不能相貼。

這些動作是日常生活中自然會採取的姿勢。可是，這種姿勢一旦成為習慣，就是身體產生歪斜的證明。

①②的動作是「稍息」的習慣，若是身體歪斜，重心就不能調整在中央、自然會傾向一個方向。

雖然是自然採取的姿勢，但是這種歪斜會有小腿抽動，使身體不能維持平衡，腳不易抬高等明顯症狀。

③④的情況，正坐時腳底會倒向身體內側的模式。這也是在自然動作之中所形成的習慣，所以，應確認一次自己的習慣。

此種歪斜所引起的，是下腹腫脹、發硬、腳底生坐繭、容易扭傷的現象。

①至④的症狀，都沒有正式的病名。但是，歪斜確實呈現在身體上，如果置之不理，會產生內臟疾病、腰痛等病症。

也許現在不會有任何妨礙，但是疾病的種子，已播撒在歪斜之中，最好能做好心理準備。在這種情況之下，會有很多疾病突然來襲的例子，所以，應該要經常留意身體健康。

⑤⑥的情況，是坐在地上，兩腳向前伸出，由腳豎起及倒下的方向所顯示的模式。雙腳向前伸出後，我們很意外的發現，雙腳是很少左右均等的。

將伸出的腳用力，刻意的把兩隻腳弄整齊，若突然放鬆，使緊張突然解放，則右腳會從膝蓋開始向外張開，而其反作用力會使左膝弓起。因此如實呈現了腳歪斜的現象，其發生理由與⑤⑥相同。

至於足部傾倒的情況，其可能有的病症，是坐骨神經痛和腰痛。而且，容易引起膝關節炎，一定要小心。

若更歪斜一點，會不容易正坐，最嚴重的情況，甚至會完全無法正坐，因此，足部有歪斜的時候，要儘早的調整身體。而且，容易有股關節脫臼、扭傷，所以要注意。

⑦⑧的情況，是由坐椅子交足的狀態，發現交足的方法。

可以從容易交足的姿勢，判斷出本人身體的歪斜。交足時右足朝上較為輕鬆，或反之左腳朝上較為輕鬆的人，都是身體失去平衡，走路不安定的狀態，看看足部就可以知道，容易形成外反拇趾，也容易傷害膝蓋。

若左右邊都無法交足，則表示身體的歪斜已相當嚴重。

⑨⑩的情況，則由側坐時腳的倒向來決定。

我們可以從倒向那一邊較為輕鬆而判斷本人的歪斜程度。由右側伸出的腳，表示另一側的腳不易倒下而有故障。只要出現這個動作，就會傷害阿奇里士腱。有時容易倒的一側腰部會有凸起。

至於⑪的情況，則是穿上裙子或褲子後，鈎子或拉鍊不能固定在中心的現象。原本是以肚臍為中心的鈎子或拉鍊，由於身體歪斜之故，會依歪斜的狀態，向左方或右方移動。

裙子或褲子的中心移轉，是肩酸痛、腰痛等萬病之源，一定要及早處理。

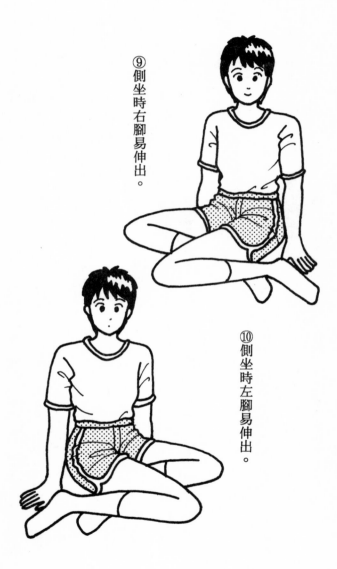

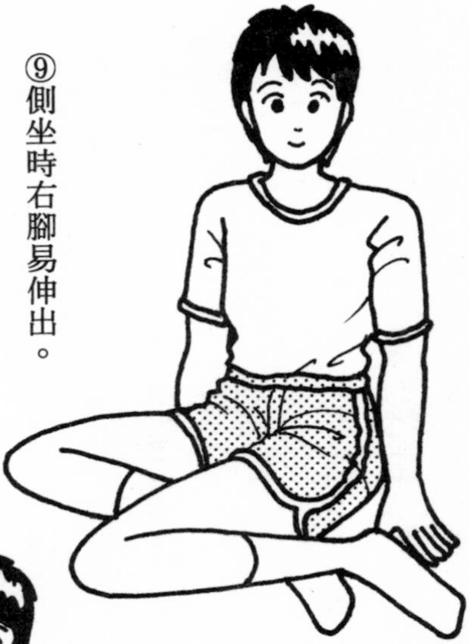

⑨側坐時右腳易伸出。

⑩側坐時左腳易伸出。

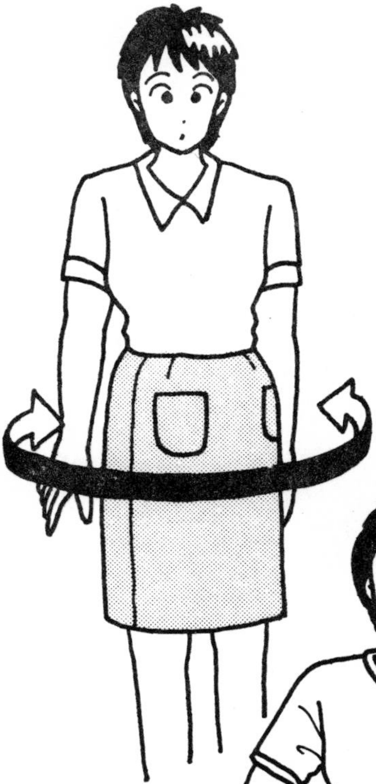

⑪裙子、長褲會轉動。

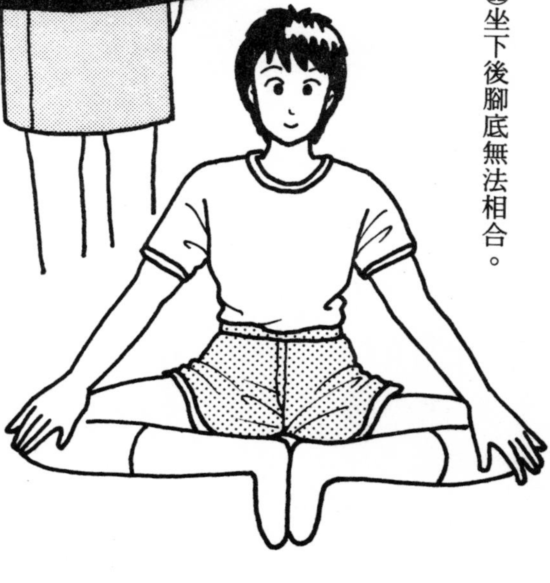

⑫坐下後腳底無法相合。

⑫的情況，則是腳底相貼坐下的方法。

腳底左右相合，若身體有歪斜，則一邊的膝蓋會弓起。另外，膝蓋容易倒下時，則會在股關節容易脫臼的一方，出現腳不能提高，彎曲的狀態。

對穿襪子的動作感到痛苦的人，表示下半身出現了歪斜。走路會不自然，置之不理，全身會出現極嚴重的歪斜，一定要多留意。

這些都屬於較輕的症狀。若本人沒有自覺症狀，可利用這些基本模式檢查，不論如何，認識自己身體的歪斜是很重要的。

實際上有腰痛或肩酸痛發生時，就是從外表也可判斷的嚴重歪斜了。但等到了這一步，就太遲了。

■沒有病名就無法治病嗎？

所謂的現代醫學，就是胃酸多給胃藥，頭痛給止痛劑，依病名而給予處方箋的制度。那麼，身體的歪斜又該如何處理呢？它並沒有固定的病名。從理論上說，既然沒有病名，自然無法治療。

去年夏天，有一位沒有病名的患者來到我的醫院。是一位五十出頭的主婦，一看到我就說：「我的身體不舒服，可是大學醫院的醫生說我沒有病。奇怪，明明不舒服，應該有病才對的……。」

我半開玩笑的說：

「他們也許以為你在說謊。」

但是她卻很不高興的說：

「就是因為沒有人了解我的心情，才讓我更痛苦。」

看來是真的很無奈，已經連幽默都無法接受了。

我對她的情況進行問診，約在五年前，她開始出現手腳麻痺的情況，三年前開始因肩酸痛而苦惱。

去過大學醫院好幾次，主治醫師都說是因過勞而造成的，只要好好靜養，自然可以痊癒。可是，在家中已經休息過一段時間了，仍然完全沒有復原。經過討論之後，主治醫生才開藥。

她並沒有詳細的聽藥物說明，但我推測應該屬於鎮靜劑之類。當然，服用三個月之後，

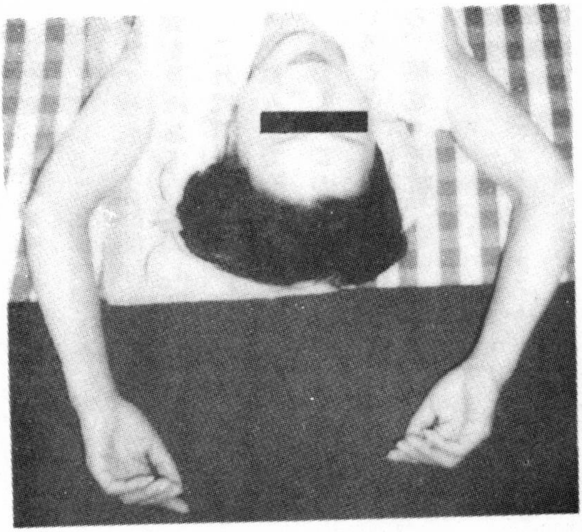

雙手舉高，可發現右臂發硬。脖子向左轉動較困難。

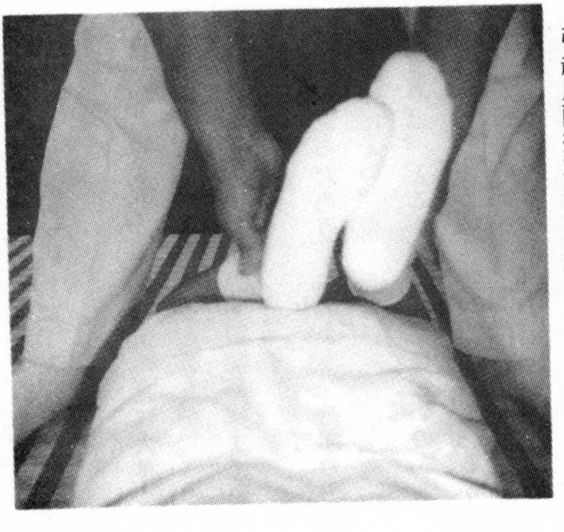

歪斜的原因是雙腳有相當大的差距。可以看出雙腳以背脊為中心有很嚴重的歪斜，當然會引起肩酸痛或手腳麻痺。

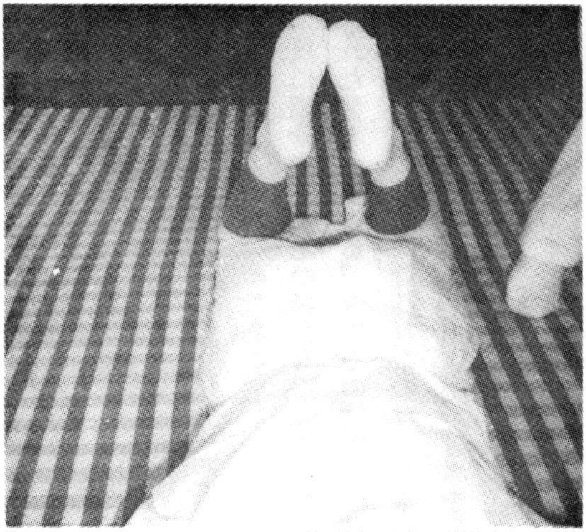

施術後雙腳的狀態，可看出雙腳已以背脊為中心。

病症沒有任何變化。

沒有改善其實是理所當然的。以身心調整醫學的觀點來看「手腳麻痺」、「肩酸痛」已是很嚴重的病症。放任到這種程度，才真令人驚訝。但幸好未惡化至出現身體疼痛之疾病。再置之不理，內臟的各個器官必遭破壞。

其實，只要有身體的歪斜就是病的觀念，馬上可以知道情況很嚴重。

實際檢查歪斜後得知，手腳有極嚴重的歪斜，強烈的影響到上半身。我想，看照片就可以知道，這位主婦的右股關節發生遠心性作用，歪斜的流向影響至右肩關節。

可以說與第一章所介紹之B圖是狀態相同的例子。這種身體歪斜，若以服藥治病的想法來看，應該服用治療歪斜的藥。

像這位主婦的情況，若不檢查歪斜，根本找不出那裡出現問題的具體材料。由於病狀都是本人自己申告的。根本沒有人看得到感覺（症狀）多麽強烈。

由於如此，最快速的解決法是「病由心生」，用心的部份來處理。

這位主婦的原因出自膝關節的歪斜。如照片所示，由於身體失去了平衡的中心，企圖保持平衡的肌肉發生緊張作用，使重心自然的左傾。

由於連鎖性的反應，歪斜流向了上半身。其過程是骨盆的歪斜，使胸部失調，而致使脊椎有了歪斜。幸好這位女士的症狀停止於肩酸痛，再過一段時間，她就要為腰痛及胃腸障礙而苦惱了。

■身體歪斜是嚴重毛病

在我的醫療院內，有許多的例子是病狀不為周圍人所理解而長期困擾。若是可以得到明確的病名，那還有救（？），若不是，便會遭周圍的人冷眼相待，連去醫院也會受到冷落，真是如同身陷地獄。

尤其是歪斜，更不易為對方理解，即使腰已成く字歪斜，一般人也會以「反正不會痛」

，然後不加理會。

接著介紹幼兒的情況，這也是因為社會的不了解而陷入地獄的例子。暫時稱呼那名幼兒為仁君。

仁君來我的醫院求診，是去年盛暑的事。

脖子與肩膀歪斜，看來已經失去活力的仁君，是由母親帶來的。本來仁君應該是最好動的年紀，卻失去了孩子該有的活潑。

看著乖巧得令人擔心的孩子，我忍不住問：

「到底怎麼回事？」

原來是有一次他在公園玩叢林攀登架時，不小心跌下來。由於鄰居的通知，媽媽立刻趕去，但是仁君全身癱軟，已經連哭的力氣都沒有。

母親慌忙的帶去附近的整型外科，請他檢查。從外表上看，並沒有什麼嚴重的外傷。可是，雖然外表沒有受傷，為慎重起見，還是用X光做檢查。

不過，並沒有母親所擔心的情況，檢查的結果是「沒有異常。骨頭也沒有裂開，只有輕微的擦傷而已」，母親這才鬆了一口氣。

可是，回家之後仁君的情況還是不正常，總之，正如我目前所見的，一點精神也沒有。

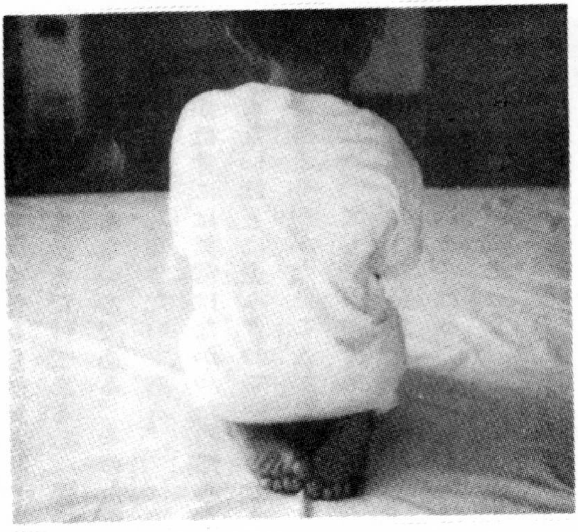

來醫院的狀態，右肩垂下，左下半身增長。這樣也叫沒有異常嗎？

在過去，他是一個即使發著微熱，也到處跳躍吵鬧的小孩，現在卻連動也不想動。

媽媽覺得很奇怪，只好再帶仁君去醫院檢查。但醫生只反覆的說「不必擔心」。最後也只說一句「再觀察一陣子好了。」

而家人也以為可能是「跌倒時嚇到了」，所以不加理會。每個人都樂觀的說：「過一陣子就好了」。因為外表沒有異常，母親也不知該如何反駁。

過了不久，仁君開始說：「脖子會痛」。用X光照射，骨頭並無任何異常，母親也以為可能跌打損傷的後遺症。

可是，仁君的愁訴越來越具體。「肩膀會痛」「手臂會痛」「脖子不能轉動」。到了這個地步，母親毫不懷疑的認為絕對有異常。一個剛上幼稚園的孩子，怎麼會說謊呢？

「可能有後遺症吧！」

於是母親開始向各個醫院、診所求助，最後終於來到我這裡。

從前頁的照片可以知道，仁君的身體有非常嚴重的歪斜，令人慘不忍睹。才四歲而已，從後面看來，完全沒有幼兒身體柔軟的感覺，好像從頭用很重的東西壓下來一般。

右腳僵硬，左腳增長，右肩降低，左肩聳高。看著這個可憐的樣子，竟然說沒有異常，真是令人百思不解。即使用一般常識來判斷，也可以知道這樣絕不可能正常。

■萬人通用的無痛療法

從這個例子可以知道，現代醫學缺乏由整體來治病的觀點。頭部有問題就檢查頭，腰痛就檢查腰。根本沒診察全身的系統。

因此，仁君的情況就會以骨骼沒有異常的理由被帶回家。

雖然骨骼確實沒有異常，但從照片中可以得知，仁君的身體已有嚴重歪斜。不論從任何一個角度看都是異常。由於沒有診斷整個身體的概念，結果，使得許多因身體歪斜而苦惱的人受到忽略。

若不是具有我這一類想法的人存在，仁君可能終生都要因歪斜而苦惱。從這一點來看，真令人不寒而慄。

仁君的母親最擔心的，是孩子無精打采。跌打損傷的疼痛可能已經消失，但身上若出現歪斜，也會造成食慾降低，不愛說話、動作遲鈍，並經常會有倦怠感。

檢查的結果，仁君的內臟並沒有任何異常，骨骼也沒有異常，就各部份檢查的結果皆為如此，可是我們的身體並非各自獨立而成立的。而是由各部份綜合的組合，構成我們的身體。

既然如此，就必須以綜合性的角度，考慮健康的問題。治療的工作也是一樣。總之，用綜合觀點來看身體，才可自然了解應如何治療。

我們身心調整醫學學會的「無痛療法」，即使對四歲的孩童，亦可充分治療。施術時並無大人孩童的差別。是萬人通用，具有彈性的技術。有一些治療法，會對孩子施以針灸或使關節軋軋作響，只會造成孩子強烈的恐懼，更會出現反效果。

不論是醫院或治療院，據說，孩子都是最難治療的。這是由於過度操作關節之故。只要了解我們的身體是綜合的，就可以知道沒有集中攻擊某一部位的必要。

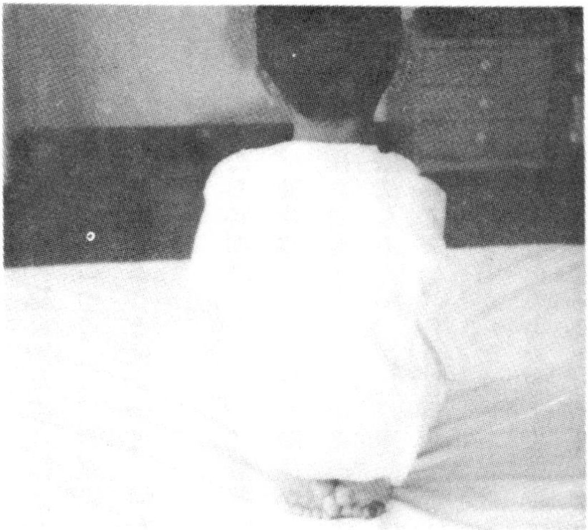

第五次治療後，已恢復至如此，也已經有了精神。

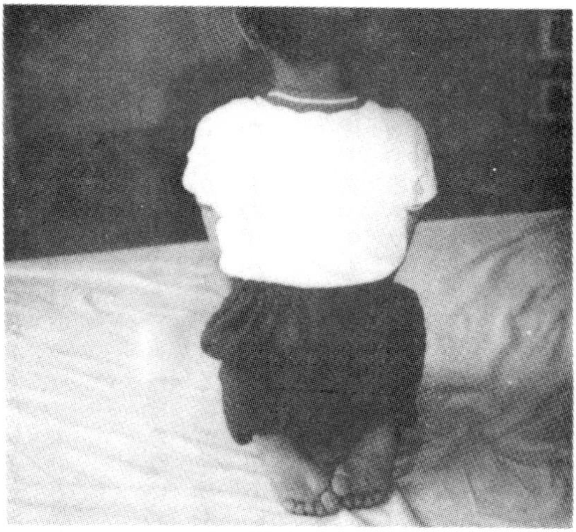

第十次治療後，幾已恢復健康，又開始頑皮的仁君。

既然身體的機能是一種複合結構，就可以利用身體機能的作用，間接矯正歪斜。舉例來說，利用手腳肌肉或韌帶的作用，使息部的歪斜恢復正常，即可在不會造成任何痛苦的情況下治好病症。

這就是「無痛療法」的基本想法，由於治療不會疼痛，因此仁君不會拒絕治療，也不曾缺席過一次。前頁的照片，是將恢復的經過加以攝影，到了第五次，仍然有孩子特有的駝背現象，到了第十次，就完全消失，背脊挺直，恢復左右對稱的姿勢。

我在這裡想告訴各位的是，若有腰痛，那並不是腰本身任意的歪斜，而是因為手腳的不自然使用或加諸了偏差力量的複合結果，才會使腰出現障礙。

只要理解歪斜的流向，就能理解無痛療法。總之，要使腰部歪斜的原因恢復正常，這次要反過來，利用正常作用，自可矯正歪斜。

■利用腳的歪斜治療法

要將身心兩面調整法之「無痛療法」，簡要的告訴各位是很容易的一件事，但要傳授實際技術卻很困難。因為首先必須將解剖學的基本知識輸入腦中才行。

不要只記住各個部位，既然人是活體，就要了解身體全身的動作與功能，作用（機能）。能清楚了解這些，才能推理出應該在何處加力，方可使歪斜的患部恢復正常。

此外，患者又有男女老幼之別，即使情況相同，狀態也各不相同。即使同樣的年紀、性別、狀態也因人而異，所以無法在同樣的情況下，使用同樣的技術。

可是，有一點絕對要注意，那就是錯誤的方法反會使身體更為歪斜。這些技巧若不在基本知識下，只似是而非的進行，反而會有反效果。

治療的技術，也可能是造成歪斜的技術。正如兩刃之劍，可以保護自己，反過來說，也是傷害自己的道具。

而越銳利的劍，越難處理。俗話說：「一知半解吃大虧」。技術也是一樣，想要學習的人，一定要與總部連絡。

至於無痛療法，先以腳為中心稍加解說。

首先，要對腳有基本知識。所謂的腳，是從腳底開始、到足脛、小腿、膝蓋、大腿、內股、髖關節、骨盆、腰等範圍。也有人懷疑腰部該不該包含，其實腰是腳的基幹部，也包含在腳的範圍。

因此，我們也可認為腰痛由腳底的歪斜造成的，事實上，罹患腰痛的人，原因也多在於腳底或足脛的歪斜。由此可知，腰痛並不需要以腰為治療中心。利用矯正腳底、大腿之歪斜的方法確實可以成立。可以說只有此種方法可令其恢復正常。

這裡我不想做抽象的說明，只陳述事實。人有兩隻腳是可以確認的明顯事實。其基本之架構、動作、功能是左右對稱的，這一點也是萬人共通的。

可是，從解剖學上看，腳有皮膚，皮膚拉開是肌肉、神經、血管及骨骼。至於腳底，則有坐骨神經的末端部份。其末端神經，有腰髓4、5號，骶髓1、2、3號神經的末端延伸。

但也有非萬人共通的，那就是作用（機能）。

次頁所介紹的，是腳底的模式，請作參考。如照片所示，我們有兩隻腳，其動作、結構相同，而其作用卻不同。

這種腳的歪斜與腰痛脫不了關係，只要學過生體解剖學，即可從腳的情報推測腰痛的程度。因為其歪斜的程度，正可表示腰痛的程度。

■使身體恢復基本狀態

我們的身體原本是健康的，出生之時，並無任何障礙，而且是左右對稱的平衡配置，所

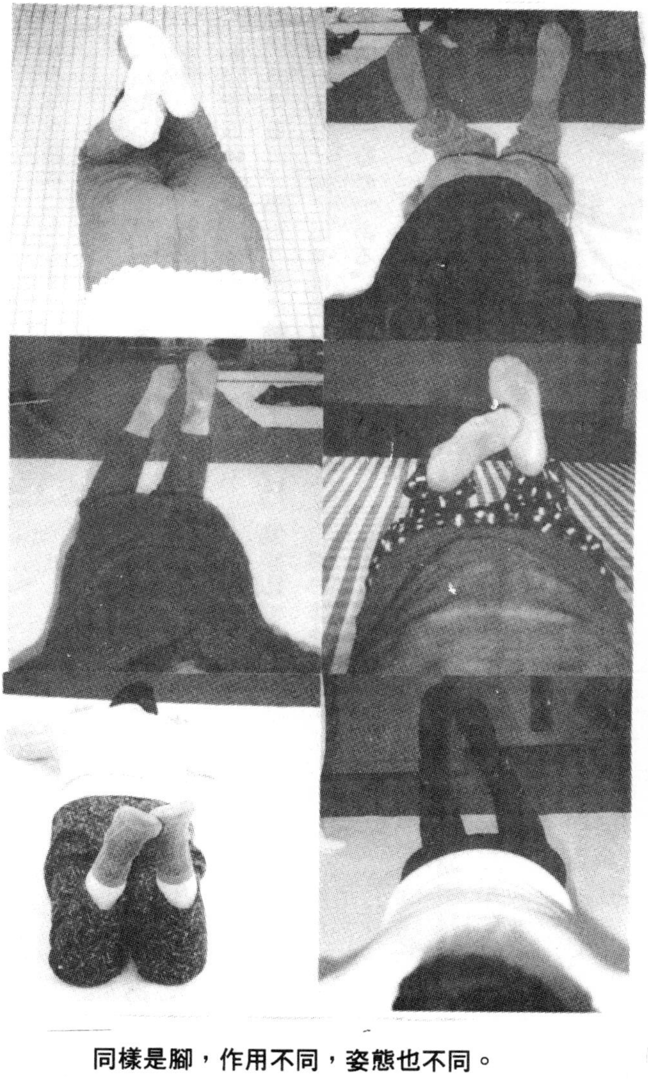

同樣是腳，作用不同，姿態也不同。

謂的健康體，其實就是要恢復平衡的身體。

總之，可掌握正確動作的就是健康體，腳伸出時，身體也向前。向後伸時，也向後移動。這才是自然狀態，沒有疼痛、障礙的自由行動。

若是腳歪斜，骨盆就會歪斜，而骨盆歪斜，背脊也會歪斜，身體也會歪斜，只要一動就痛，就不舒服，動作也比較困難。而不自然的動作，也導致神經、血管、內臟之作用出現偏差，導致各種疾病。

可是，反過來說，腳平衡、骨盆整齊、背脊整齊，則神經、血管、內臟之功能也會恢復。

接著，我們簡單的說明如何由腳底矯正歪斜。也許使用的用語有些難懂，但那只是說明而已，各位只要瀏覽即可。但無論如何，沒有實際學習實技，很難真的理解。

《治療例Ⅰ》

首先，將腳的變形、動作的差距、症狀的不同，依前述的歪斜判讀法區分為遠心性、求心性。

首先，讓患者依伏臥位採輕鬆姿勢，讓腳底呈逆八字趴下。接著，將右邊因遠心性作用而緊張，左邊因求心性作用而弛緩的腳底點，以拇指指腹輕輕加壓，以調整腱中心的平衡。

這些刺激，會直接從左右進入腰椎的L4、5，S1、2、3，促進脊髓神經的左右平衡化。由於如此，脊柱、腸骨、骶骨及手腳等，全身的平衡皆得到調整。

以上的方法，都以手技進行，只要說明即可理解，且對患部不加多餘的力量，是利用活體作用而採行的治療法。

前面說過，每個人的腳姿勢、形狀、動作都不相同。腳底點也一樣，左右會產生緊張、弛緩、硬軟、求心性、遠心性之不同作用。這些差距若不復原，身體將永遠治不好。

接著說明腳的神經系統。

腳的類型，有大腳小腳，長腳短腳，粗腳細腳、修長的腳、不好的腳、O型腳X型腳，但腳一定是有兩隻。

為了讓腳活動而發生指令的神經系統，可粗分為六。由於如此，腳才可以伸直、彎曲、側坐、踢球、跳躍、進行許多動作。

這六個神經系，是從腰椎的第一號到骶骨的第三號（L1～L5、S1～S3）的關節延伸而出。而整個臀部也依此神經系統而動作，然後轉動腰、骨盆連帶使得腳開始產生行動。

所以，當患者使用腰腿，而出現行動不順利、疼痛、困難或沈重感之狀態時，表示神經系統的某部份或神經的延伸、也就是使肌肉活動的神經系統，毫無疑問的，必然出現了異常（歪斜）。

《治療例Ⅱ》

接著實際說明，股關節發硬，容易側坐之一方的「歪斜基本模式」。

股關節的行動模式可大致分為二種，前後運動（行走）、開閉（左右）運動。但若陷入右記之狀態，股關節的動作會感到封閉而僵硬。簡單的說，就是張開作用降低了。

若以神經系統來說明，就是從腳的閉鎖神經（腰髓Ｌ１、２、３、４）發出緊張的指令。在每天的生活習慣、工作、運動，重複只使用一方時，致使其構成要素失去平衡、產生發硬、閉鎖等歪斜現象。

至於治療的方法，先在這裡介紹一個例子，即使外行人也很容易做到，而且可以得到非常好的效果，所以稍做一些詳細說明。要注意的是，必須使用合於「歪斜模式」的方法。

①首先，採仰臥姿勢。調整呼吸，以放鬆的心情全身輕輕伸展。雙手放鬆、輕放胸口上。

如此，即準備完畢。

神經系

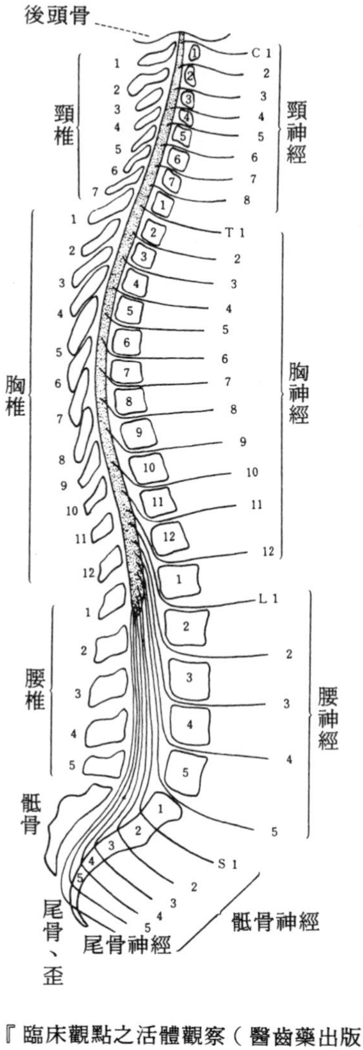

根據『臨床觀點之活體觀察（醫齒藥出版株式會社）』

②接著，對腳外倒的一側，也就是股關節較靈活的一方，容易開的一方的腳，以稍靠內側的方法抬高，或輕握腳踝。

③接著，儘量比向外的界限稍內的位置抬起伸直。接著，再回到原本的內側、伸直。

※這些動作的目的，一般使用於「腰痛」「神經痛」的治療法。這些都是產生「痛」的疾病，其特徵是從臀部通過大腿至小腿外側，一直延伸到腳背，都會出現疼痛的症狀。

在這裡所進行的治療，更具體的說，是要調整總腓骨神經、L4、5，S1、2。而腰部有異常時，一般說來，則是在腰椎的4號及5號。

④接著伏臥身體（伏臥位），將股關節僵硬、較無活動力的一方，使之外開至比限度稍內，抬起腳踝伸直。

⑤接著，稍靠內側輕輕伸展。然後朝外側輕輕伸直。

⑥重複此動作（仰臥位與伏臥位）兩次。

用上述說明的方法，身體便會出現驚人的效果。因為，左右腳依仰臥位及伏臥位的伸展操作，即涵蓋了L1、2、3、4、5，S1、2、3及腰髓的神經系統。

不論如何，認為出問題的是神經，就拼命治療神經而非全體，則是無法治癒的。僅做部份治療，而不治療其他神經系統，會因歪斜法則而又恢復病體。

此項手技的了不起之處，是在於任何人都可親眼看見、實施，並加以檢證。只要一面說明，一面操作身體，即可調整身體的歪斜。

第一次看到的人，會覺得神乎其技，但是，這是我國的傳統醫學。我們現代人，卻忘了祖先難能可貴的治療方法。

■向自然界學習

調整身體的歪斜，還有其他許多方法。若能了解此項手技之基本，可廣泛運用。只要理解歪斜法則，便可在自然界中得到啟示。

例如，看著青蛙游泳的姿態，也可得到啟示。他們游泳時雙腳併攏向前跳的形態，即可活用於治療法中。也就是說，如青蛙般併攏伸直或固定膝蓋前後而伸直、彎曲的方式，即可調整歪斜。

此外，握住雙腳左右搖動身體，或捏著背脊轉動，或如蓑衣蟲滾動也是一種方法。

另外還有一些方法，如固定手臂前後，而伸直、轉動手臂、或如游蛙式般伸直、彎曲手臂，以及圈狀的轉動頸部肌肉等等。

在其他項目中也敍述過，「平衡體操」及呼吸法等之操作，一切都是身心調整醫學所發明、創作的。

這些內容，都曾藉著一九八〇年所舉辦之身心調整醫學研修會，向世人發表，很遺憾的是，由於只要略加模仿即可得到效果，結果，在不自然的情況下「無痛療法」廣及世間。

對於這樣的情況，以原創者的微妙立場來說，真不知道應該是喜還是憂。我一直希望「無痛療法」能夠普及世間，對社會有所貢獻，可是，過於急速的伸展，反而成為錯誤傳遞的知識。

這種「無痛療法」可以比喻之為『自然能量』。若能依正確的知識及理論而加以使用，必可因之受惠，而不當的使用，更會造成極大的傷害。

就這一點來看，不論目前的「無痛療法」或「平衡療法」，甚至於其檢查方式，都有申請專利以便正確管理的必要存在。

■古代和醫學的啟發

談到治療法的創造經過，其實有許多不可思議的因緣。以我現在的心境，我相信這是神刻意的安排，因為其中有著太多的不可思議。

我本身曾好一段時間為身體的歪斜所苦，世間所流行的東西方醫學並不能滿足我，於是我又閱讀了其他的許多資料。

可是，還是無法解決，我幾乎要放棄一切的治療轉向宗教求助。可以說已經到了為治好疾病而不擇手段的地步。目前的我如此健康，又有誰想過我有過如此不堪的時期呢？

仔細想想，在治療的名義之下，我的身體受過無數的虐待。針灸、叩打、牽拉，每天過著痛苦不堪的日子。

身體疾病的疼痛，已令我無法忍受，而治療卻給我更大的痛苦，我內心真的很想大聲吶喊，「這個世界到底有沒有神啊！」

也許是我的控訴被接受了，不可思議的引導我創造了「無痛療法」。但是，更令我驚訝的是，最近我才發現，原本以為是我所發明的治療法，在古代日本已經有了原型。

在東西方皆遍尋不見的方法，竟存在於我國，真可謂「丈八燈台、照遠不照近」。當然，我不是特地去學「和醫學」的。可是，站在克服自然的前提之下，與西方思想及東方思想相較之下，與自然同化，原本就是相傳已久的日本大和精神。

這次的阪神大地震，全世界都對日本人規律的大和精神加以贊賞，我們的身體早已從先祖那裡，感染了大和精神。

所謂的與自然同化，就是與自然共生而使自己得以生存。

這不是勉強的克服自然的力量，也不是向自然唯唯諾諾。而是學習自然。

例如，自然界有恢復力，人類也有治癒力。能夠發揮此種偉大的力量，才是與自然同化，此種治癒力正是「無痛」治癒的原動力。

古代的日本，並沒有確立所謂醫學的學問，但為保持身體健康，創立了數種體操。在古代神統的體操裡，有一些和我發明的「平衡體操」方法相同。

當時的人，並沒有生態解剖學的知識，但在長久歲月的累積之下，從經驗中得知了何種體操才最合適於身體。這不是一種理論，而是經由實踐所獲得，但效果似乎很正確。

這種古代體操，由大和朝廷的建立而規律的繼承下來，至明治維新已有一千數百年的時間，以不傳外人的方式傳承下來。現在，由於依靠口傳之故，所以不可以告訴各位，不過，其中的一部份，已包涵於我的「平衡體操」之中。

第三章

對身體溫柔的無痛療法

人類的身體必須獲得立體性的平衡方可維持健康

■歪斜置之不理會轉成疾病

過去，我們一直輕視著身體的「歪斜」。

有些人對些微的頭痛、腰痛非常敏感的反應，立刻積極的到醫院去。也有人對些微的身體歪斜毫不在意。

現代醫學也一樣，不止一般人如此而已。整個世間對疾病的思考，掌握已有偏差。我們已經說過很多次，疾病是由整個身體所引起的，只做部份治療根本無法解決。

姿勢歪斜，姿勢不正確都是疾病。

不需要很複雜的思考。姿勢不好就是不健康。只有掌握這一點，才有早期治療的可能，因此，不必承受因疾病惡化而帶來的痛苦。這才是聰明的人。

可是，自己身體的歪斜是很難發現的。世間有很多人的身體都已嚴重歪斜，自己卻認為很正常。因為他們認為歪斜不會有直接影響。

這裡有一個例子。有一位名為美里的年輕主婦報告，接受我的治療三次之後，進入停在治療院前面的車子之後，發現了不可思議的事。

「咦，身體和椅靠貼得很緊啊！」

美里突然有這樣的感覺。以前若不靠座椅稍左的地方，就不能貼緊椅背。因此，安全帶就好像緊緊勒在脖子上一樣，雖然明知道規定要繫安全帶，她還是不願意繫安全帶。

此時卻發現身體緊貼在椅背上，而安全帶也位於正常位置。

「以前沒有發覺到自己的歪斜，事實上，歪斜已經非常嚴重。」

美里終於發現，自己對於身體的歪斜，認識太淺了。身體恢復正常後，過去感痛苦的長距離駕駛，已可輕鬆應付，長久的失眠症也治好了，當然，美里也切身認識身體的歪斜是多不健康的狀態。

■原因不明便可判為自律神經失調？

出現原因不明的暈眩、嘔吐等原因不明症狀之疾病時，診斷書多寫為「自律神經失調症」。

可是，雖然有如此被決定的病名，其治療法在現代醫學中卻是束手無策。當然，這是因為想要藉著「暈眩」「嘔吐」等部份掌握疾病所造成。

被診斷為自律神經失調症，長年痛苦的高田女士（四十八歲），被丈夫帶到我的醫療院來，是初春的事，丈夫已經來過幾次，所以了解事情的狀況，或許如此之故，對於難下決斷的妻子，有些埋怨。

讓太太在候診室等候，在掛號處掛號時，不停埋怨：

「我早就交待她要來給林醫生看的……」

「我太太六、七年前突然開始不舒服，噁心、暈眩很痛苦，去旅行都在旅館睡覺，去購物也是半路就走不動了，情況真的很嚴重。以前去大學醫院治療時，醫生都只交待：『是自律神經失調症，好好照顧她』。我多想回他一句。我為了照顧她工作常請假，還要我怎樣。」

似乎在抱怨著，太太生病最倒楣的是他自己。這一次，我把治療法說明給太太聽，但她誤將「整體」聽成「整骨」，一直不答應。

「不要生氣了……。我馬上讓她知道治療一點都不痛。」

我讓太太躺下，檢查她的歪斜，而胸部與腹部有嚴重歪斜，尤其左右邊極不對稱，難怪會不舒服。

呼吸系統的歪斜是使疾病惡化的基本歪斜。若置之不理，腰部周圍會開始歪斜，造成各種疾病，而且身體的疼痛，會以頭痛與腰痛的形態呈現。能夠保持在這種狀態，可以說丈夫的親切照顧，所以病況沒有更嚴重。

太太到醫院來的時候，頭痛與暈眩比平時更嚴重，進行二十分鐘的治療，調整身體後，那些病症完全停止。事實勝於雄辯。太太已經清楚了解了。

「別以為這樣就治好了。人只要活著，身體自然會歪斜，所以，每年都要調整幾次。已經不會再因為噁心或暈眩而困擾了。」

回家之時聽我這麼說，太太很坦誠的點了點頭。因很容易就把病治好，精神的負擔解除，原本因神經質皺著眉的臉已趨和緩。也露出了笑臉。太太似乎理解了健康的真正意義。

■歪斜消失恢復健康

許多疾病是因患部增加「負擔」。

我採用「無痛」治療，是因為重視這種基本想法之故。不會痛的治療才是真正的治療法、更是理想的治療術。所謂的負擔就是壓力、緊張、目前的治療法多採用會增強壓力及緊張的方法。

我的治療法被稱為無痛的理由，是因為不會抵抗身體各部的機能，配合其運作，依自然力加以調整，所以不會對患部增加多餘的壓力，因此不會產生疼痛。

我們的身體是不可思議的，出現歪斜就不會有精神，但調整之後，立刻產生力量。證明了依自然而活動是非常重要的。

再舉一例，長年因腰痛而困擾的野口先生（公司幹部‧五十四歲），過去因身體不能自由活動，幾乎拒絕了所有的交際活動。

「其實我不出現，對對方很失禮。」

因為在縣內是公司的重要幹部，所以應酬是在工作上不可或缺的，但是，他有無法久站、久坐的嚴重問題，所以應酬只好交給部屬處理。

可是，接受我的無痛治療後，就完全改變了。身體可以輕鬆的活動，稍微勞累的行程表也可以接受。最近，連最嚴酷的通勤也不覺得累，的確令人驚訝。

「身體增加活力之後，連心情都好了。和以前相比，似乎增加了好幾倍的活力。」

野口在經過第一次的治療之後，開始感到身體內部在發熱。可能因為身體的歪斜之故，阻滯的血液循環又再度通暢所造成的。以前對任何事都消極的野口，治好之後，已可以積極的向每一件事挑戰。

身體的歪斜，不止對身體造成影響，也使精神產生問題。從野口的例子中，我們可以一目瞭然。身體歪斜消失之後，連想法也更積極了。

將身體的歪斜置之不理，會連生活的態度都日趨消沈。這是因為身體無法如意活動的負面因素，出現影響精神的作用。而以為自己不行的心態，使自己失去了自信。

■不孕症是歪斜造成的

引起身體歪斜的疾病中，特別值得一提的是不孕症。在一般的想法之中，並不認為歪斜與不孕症有任何關聯，其實關係很大。

身體歪斜並不是只有身體左右不平衡而已，也會產生「扭轉」的現象。不要用平面來看人類的身體，從立體的角度來看就會知道在左右傾斜的同時，也引起扭轉的現象。

從立體圖來看比較容易想像，內臟各器官會隨著軀幹歪斜、扭轉而變形的狀態。身體的歪斜不是只有外表，影響所及，對內臟器官或神經系統、血管系統都會造成很大的傷害。

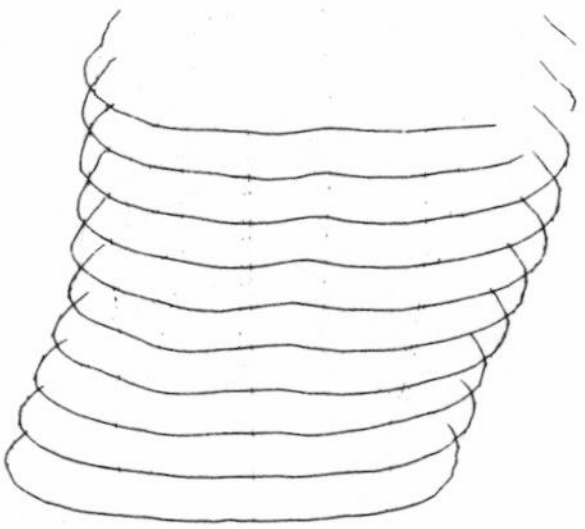

用電腦製成的掃瞄圖可以看出右傾的同時，也會向左扭轉。

當然骨盆出現扭轉時，必然波及生理痛、月經不順及婦女病。這些都是造成不孕症的原因。

對於不孕症，我本身當初因為是在男性的立場，因此並不熱衷，自從數年前開始，有許多患者詢問類似的問題，才引起我的關心而加以研究。結果證明身體的歪斜和不孕症有極為密切的關係。

以榊原女士（二十九歲‧主婦）的立場來說，結婚已經六年了，可是一直沒有孩子，一直令她很困擾。

來我這裡治療的動機是因為頭痛。討論的時候曾提過「不孕症」的問題。

「結婚當初我就想有孩子，可是一直無法懷孕。丈夫很喜歡小孩，檢查也沒有任何問題。醫生只告訴我們，只要抱著希望，總會有機會，結果一等就是六年，我已經三十歲了，真想早一點有孩子。」

「不能懷孕，診斷卻沒有任何異常，實在很奇怪。可是各種方法都試過了，也只能說有異常而已。」

檢查之後，發現歪斜由左肩開始，一至頭部，一至下半身、歪斜十分嚴重，而且發生扭轉現象。此種歪斜的流向致使骨盆變形，因此降低了內臟的功能，所以立刻調整身體，使歪斜復原。

「這樣就有希望了。」

最後再加上這一句，榊原女士非常的高興，之後接受定期治療，完全調整好身體之後的半年，榊原女士帶了糖果來。

「醫生，非常謝謝你，已經懷孕了。」

她感激的說自從結婚以來，第一次這麼感動。

不孕症還稱不上是疾病。只要身體正常運作，必然能夠懷孕，這是自然法則，因此，只要調整身體，就不會再煩惱了。

不管自己身體的歪斜，只一昧的抱怨不孕才是大問題。只要人類的身體恢復平衡自然的

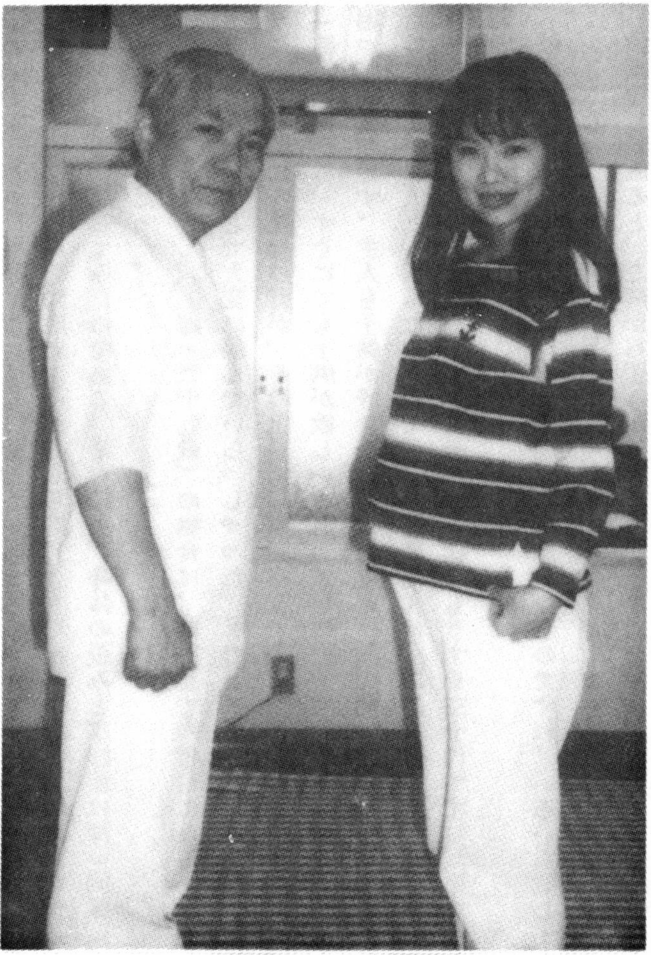

將要生產的榊原女士

姿態，就可以使機能正常運作。

此外，調整身體後，也可以安產產子。生產時究竟安產或難產，決定於身體平衡的好壞。在身體的歪斜之下，子宮的伸縮或骨盆的張開會無法發揮正常機能。

有幾名患者因數次的難產而困擾，也有好幾件報告證實，接受我的治療後，很不可思議的安產了。

■難產的原因

現代生活是一個容易造成壓力的環境，由於已有多項報告提出，故而不多作詳述，至少絕對不是一個健全的環境。只要一離開家門，就充滿令人緊張的事。

在這樣的環境之下，身體根本無法保持自然的姿態。容易駝背，因而增加了背脊與骨盆的負擔。每天不良的姿勢容易導致身體的歪斜。

即使過著平凡的生活，都無法防止歪斜，更何況在過苛的勞動與壓力社會下殘害自己的身體，身體的歪斜情況遠比所能想像的更為嚴重。

已經生下兩個孩子的棚橋女士（主婦、三十一歲），從鄉下嫁入大都會，一直為壓力所苦。也在不習慣的生活中體驗生產的經驗。

結果當然是難產。雖然周圍的人都說「初產比較痛」，自己也接受了這樣的說明，但在懷第二個孩子的時候，就陷入了生產恐懼症的狀態。

和平常一樣，那些經驗豐富長輩都以行家的口吻說：「骨盆還小」，想讓棚橋再接受難產的可能性，但這次棚橋說什麼也無法接受，宣布：「再也不生小孩了。」

因為身體不適來向我求助的棚橋女士，已懷有七個月的身孕。因為精神的壓力和不習慣的生活，她已經陷入了焦慮的狀態。她痛苦的說：

「真不想再活下去。」

「別擔心。調整好身體就可以恢復精神了。」

來第三次之後，棚橋的態度開始變化。隨著身體的調整、情緒逐漸開朗，連最害怕的生產也不再恐懼。不久後，我接到她的報告：

「醫生，生產非常順利。」

這證明了調整身體歪斜之後，骨盆恢復原型，便可自然生產。

一提到生產，腦中出現的念頭就只有分娩，但在此之前要做的，是調整母體的歪斜，現在，為了安產而做體操似乎十分流行，但無法期待這樣可以有調整身體的效果，也許反有不亘影響出現。

只要先矯正身體的歪斜，使骨盆恢復正常作用，就不會有難產的經驗。便可如棚橋女士一般不再害怕生產。

■生理痛、生理不順亦由歪斜引起

正如不孕症及難產一般，身體一點點的歪斜，就會引起令人無法預料的問題，女性的身體是極為敏銳的，即使是一點點的環境變化，也會引起敏感反應。

從這個角度來看，煩雜的現代社會，是女性最惡劣的生活環境。例如，過去生理痛及生理不順的疾病，以職業婦女較多，現在，家庭主婦也有不少人為之所苦。

生理痛、生理不順可以說已經不是特殊疾病。最可怕的是，將之視為理所當然而任其蔓延。說得清楚一點，這些都是痛，置之不理，會陷入不孕症、難產等極為惡劣的情況。

根據某項調查報告指出，女高中生約有六成為生理痛而苦，這些將來必須肩負母親之重責大任的年輕女性，已經一步步的朝著不孕症及難產的腳本前進著。

這種資料清楚的表現在最近的少子現象之中，由生理困難結果對性產生恐懼感，一想到難產，就對生產敬而遠之。再放任下去，日本的人口必然會加速度的減少。

到底生理痛與生理不順的原因何在？

從醫學的角度來看是荷爾蒙失調，但有許多部份仍然無法說明清楚。而處理的方法也只能強調日常的健全生活環境及精神上的衛生管理，卻沒有具體的解決方法。

正因為沒決定性的治療方法，於是，如此嚴重的生理痛與生理不順，便被置之不理。而這病症又被以對症療法的構想開始尋求解決的方策。

坦白說，生理痛與生理不順，是因為裝著子宮的骨盆歪斜所造成。

總之，不能把生理痛單純的以「痛覺」來掌握。其真正的原因是女性生理機能的歪斜。絕對不是一部份的原因造成的。

生理機能的歪斜則起因於骨盆的歪斜，而骨盆的歪斜則又起因於整個身體的歪斜。由此逆推，身體的歪斜造成了骨盆歪斜，使骨盆內的血液循環惡化，致使子宮的位置產生偏差，甚至於變形，因而壓迫內臟機能，併發各種疾病，傷害身體。

傷害女性的月經異常，不孕症、難產、未熟兒生產、子宮肌腫、子宮癌、卵巢腫瘍、早產、流產等，多半都因身體歪斜而引起，至少在身體平衡的女性身上找不到這些病症。

在這種情況之下，外表多半有駝背，肩膀不平衡、很自然的讓人感受到身體的不平衡。

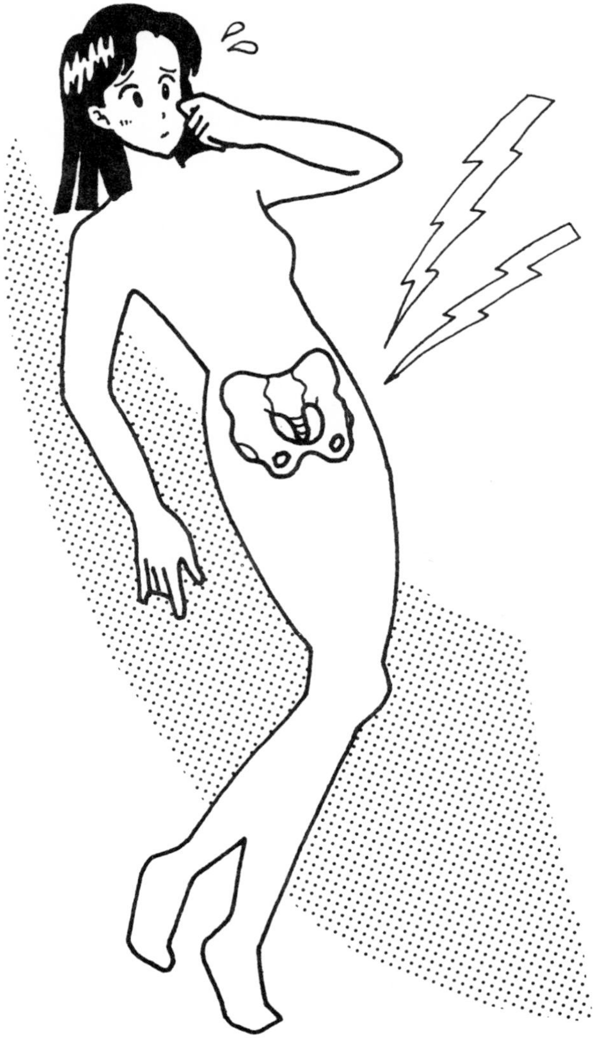

骨盆的歪斜會造成婦女病頻發。

可是矯正身體的失調，恢復正確姿勢，才能使骨盆的位置安定，解除女性臟器的緊張，使之活潑的產生作用，改善血液的循環，自然可以消解生理痛及生理不順。

■第一次感受到生理期的輕鬆

已經生過兩個孩子的田中女士（主婦•三十六歲），據說，從初潮就開始生理痛。

「那已經是二十年前的事了，可是我還是記得很清楚。因為下腹部突然漲起疼痛，令人十分難受。」

田中女士在初潮時尚未有女性的自覺，一想到那種疼痛會一直出現在自己的生命裡，就感到十分憂鬱。

向母親報告初潮時，母親高興的煮紅豆飯慶祝，但田中卻沒有絲毫喜悅的情緒。

結婚生下兩個孩子之後，仍然一心想從生理痛中解放出來。

「我的朋友告訴我生完孩子體質改變，就可以治好生理痛，所以我才一心想生孩子。」

田中女士這些話是可以相信的，因為她二十五歲就結婚，而且很快的連續生了兩個孩子。可是，現狀仍然沒變。從OL時代到主婦，每次生理期都要躺兩、三天。

仔細想想，當女人真的很麻煩。尤其像田中女士，還要忍受每個月來襲的生理痛。

「生為女人真是倒楣。」

這是田中女士的口頭禪，她的心情很能讓人了解。這種生活持續了二十年，幾乎可以說是一種苦行。

田中女士個子不高，有點駝背，氣色不好，連走路都缺乏年輕人的朝氣。在仔細檢查之前，我就確定她的身體有嚴重歪斜。

第四次接受治療時，田中微笑的來到診療所。和以前不同的是這次她背脊挺直，腳步端正。

「醫生，我今天月經來了。」

這種奇妙的報告令我有點尷尬，但田中的表情卻很認真。

「我是第一次經驗到這麼輕鬆的生理期，但這才是自然的狀態。」

因為畢生第一次體驗到輕鬆的生理期，所以令她十分驚訝。

「我覺得活得很快樂。」

生理期是女性一直到閉經那一天為止，必須長期相伴的朋友，究竟這是一位惡友還是好朋友，關鍵便在於身體是否歪斜。

■便秘的特效藥

連續的以女性為話題，就順便提一提女性的天敵「便秘」。一提到女性便秘，就令人連想到直腸機能性便秘。

這是因為一直忍耐便意，使大便一直聚集在直腸內，失去了排便的刺激而引起的便秘。因此，醫院總是交待一有便意要立刻去廁所，實際上，女性便秘可不是那麼容易解決的。除此之外，還有弛緩性便秘與痙攣性便秘兩種，與體力的降低及運動不足有關。換言之，要治好便秘，就不能忍耐便意，要做適度的運動，但只是如此，並不是完整的方法。

女職員高梨小姐，不止參加游泳俱樂部，也打網球及慢跑。而且一有便意立刻衝入廁所，可是，便秘一直都治不好。

「不知道原因是什麼？」

因為不論多努力都無法改變現狀，高梨以爲是自己體質特殊而困擾。

因慢性便秘而苦惱的女性，能夠以上述的方法治好的，我想一個都不存在。因為不論運動或一有便意就去廁所，都不是直接的原因。這些保養的確很重要，但在此之前應先思考造成便秘之臟器或腸功能下降之理由為何?

這一點與身體的歪斜有很大的關係。身體的歪斜會使身體失去平衡，使得內臟諸器官，腸功能下降。由於誘導糞便的大腸蠕動運動降低，連帶的引起圍繞腸周圍的自律神經功能降低，結果就成為無法正常排便的便秘。

簡單的說，只要內臟各個器官、腸的功能恢復，就會治好便秘。即使稍忍便意，只要有出便力就不會便秘。

高梨女士是因偏頭痛來求診的，但是，自身體的歪斜中得到解放之後，長期困擾她的便秘竟不藥而癒。

「我真是太幸運了。」

高梨女士高興的說。從這個例子可以知道用對症的方式治病，根本無法解決問題。認為問題是便秘就治療便秘，問題是偏頭痛就治偏頭痛的想法是行不通的。

疾病是複合的原因所引起的。而那些原因則是由身體的不平衡所引起的歪斜所造成。因此，使身體完全恢復正常才是真正的治療，這也是為什麽治療偏頭痛可以為便秘帶來治療效果的真正理由。

■瘦身美容

這也是治療腰痛而獲致其他效果的例子。

以經營餐廳而活躍的女強人戶田女士，是一位五十三歲的單身女性，她一直為腰痛所苦。

「人都這麽胖了，難道還會腰痛嗎？」

戶田女士是連自己都承認自己肥胖之程度的真正肥胖。年輕時是極為修長的體型，三十餘歲後體重漸增，已超過了七十公斤。

「開始因腰痛而苦惱是發胖以後的事。」

身高一五〇公分的嬌小身材，七十公斤的體重的確是相當肥胖。而腰痛的自覺症狀與肥胖同時出現的報告，也令我十分感興趣。

這正表示由於身體的歪斜，所以身體出現了各種症狀。也可以說正因為把歪斜置之不理的緣故，才呈現了肥胖及腰痛的症狀。

實際上，接受無痛療法之後，戶田女士不止腰痛痊癒了，連體重也減輕。

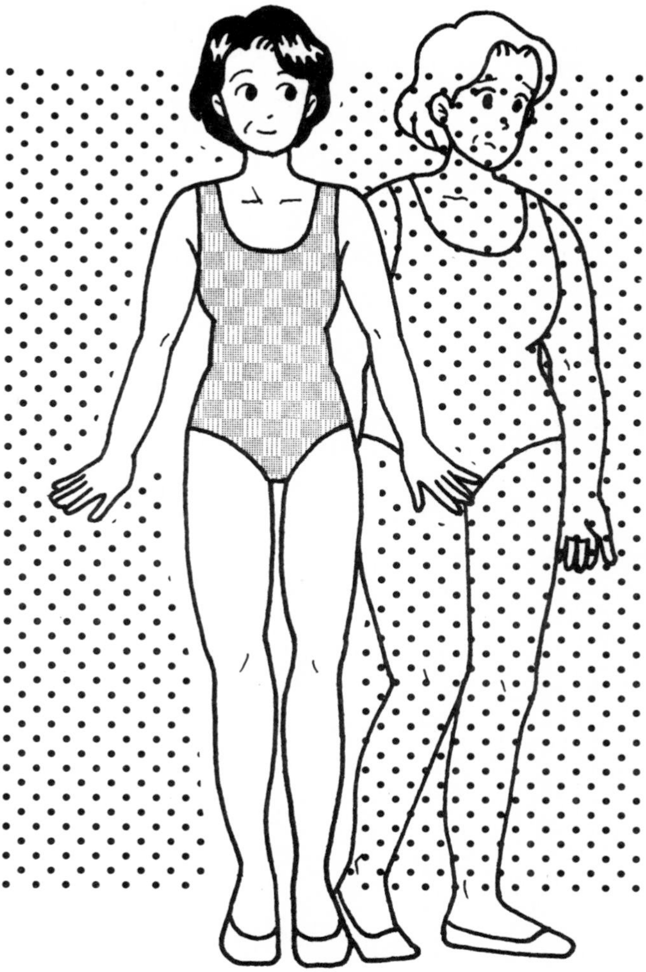

以無痛療法瘦身

我們的身體，是由維持生命必須的腦、肌肉、骨骼、血液所形成的，稱之為活性組織。體脂肪負責能量儲存的工作。肥胖所指的，就是體脂肪過多。

就醫學上來說，活性組織八十二％，體脂肪十八％是最理想的比例。當體脂肪所佔的比例超過時，就稱之為肥胖。

一般人所認知的肥胖對策，是提高新陳代謝的功能。也就是以運動、流汗的方式減少脂肪的蓄積率，但是，強迫肥胖的人運動，不僅對心臟及各個器官而言是很大的負擔，更是極為危險的。

不過，要注意的一點，是「提高新陳代謝的功能」。新陳代謝的作用，只要身體正常，根本無須勉強運動，便可發揮自然功能。

其實這並沒有任何的不可思議。肥胖的人，幾乎都還有其他的疾病，有其他的疾病，表示肥胖是疾病的溫床，因此若想治好肥胖，不要只考慮減肥，應該將罪魁禍首的身體歪斜加以調整。

所有瘦身的想法，都以減肥為目標，但是，我們人類的身體，只要有正常的機能，就能夠擁有理想的體型。最可怕的是將歪斜置之不理，只熱衷於瘦身的目的。在病體之下，又做一些降低體力的行為，是非常危險的。

不要減肥，只要身體恢復正常，就可以有一個腰細、腿長而豐胸的均衡身材。所謂的瘦身，其究極目的不外乎「美形」的追求，所以恢復健康體的目標才是正確的追求方向。

戶田在腰痛治療結束後，為了管理自己的身體，每週到治療院一次。在極為自然的情況下「無痛」減肥十公斤。

■看不見的疾病——神經痛

有些疾病清楚的感覺疼痛，卻找不到原因何在？尤其以「神經痛」最難處理。更麻煩的是此種自覺只有本人知道。從外表看來，除了本人自己說痛之外，找不到任何客觀病症。而疼痛卻在一定的知覺神經所支配的領域中發生。

雖然知道疼痛的發生部位，卻無法確定特定的病原。因此而診斷神經痛。可以說這是一種推卸責任的病名。

一般可以推測的病因，都是因腫瘍而產生的壓力、氣溫、濕度等外在因素，或是化學物質的影響，或是細菌等病毒的感染、神經組織的環境變化等等，但以病理學加以調查時，卻無法掌握真正的原因。

知覺神經的分布圖

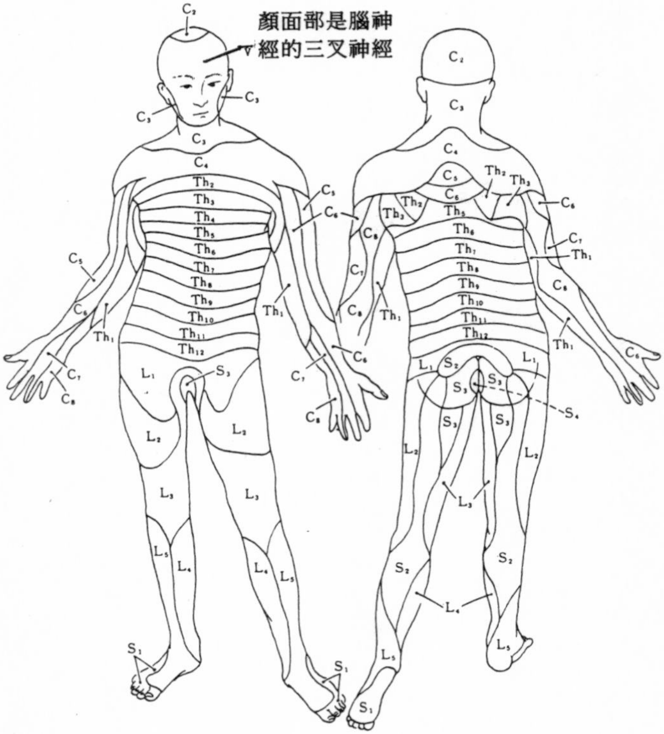

圖中記號為（C）頸神經、（Th）胸神經、（L）腰神經
（S）骶骨神經

根據『以臨床觀點進行的生體觀察（醫齒藥出版株式會社）』

知覺神經具有由末端朝中樞傳遞刺激的特性。

換言之，神經痛就是末梢知覺神經的異常。可是，並不是像刀子切傷一般，只傳達一個點的疼痛，而是隨著神經走向，全部發生疼痛。

這種疼痛強烈到足以使人昏聵。即使些微的刺激也會敏感的反應，只是吹個風，都會痛得跳起來。只有經歷過的人才能了解這樣的痛苦。

可是，只要觀念中存有全部的神經走向皆出現疼痛的概念，必可理解原因是由身體的全部所造成的。

請看前頁的知覺神經分布圖。知覺神經分布於複雜的肌肉組織之中，當然，身體發生歪斜或扭轉現象時，神經系統不可能平安無事。

肌肉發生歪斜或扭轉，神經系統也會歪斜或扭轉，因此，出現疼痛是極為理所當然的。

實際上，被視為原因不明的神經痛，可依無痛療法而消解疼痛。

也就是說，身體的歪斜或扭轉，降低了神經系統的作用，連小小的刺激也會敏感反應。

但是一切的發生原因都在於身體歪斜。

■複合性的原因不明病

山下女士（主婦、六十五歲），來求診的時候已是滿身創痍，接近崩潰的邊緣。因為腳已經站不穩了，一個人沒有辦法走路，那一天是由女兒陪著過來的，因爲總不能整天一個人關在房子裡面。

腳站不穩的原因，依山下女士的說明，是因為整個腳走路都有痲痺感，從肩膀到手常常會有疼痛感。而且，好像狹心症一樣胸部及背部有刺痛感。

根據女兒的說法，媽媽走路時，左右腳的腳步聲不一樣。而且，和別人比較起來，從外觀上好像手比較靠在前方的位置。

僅僅是這些問診，就能清楚知道山下女士的身體已出現歪斜。但是，醫院中的每一項診察都是「無異常」。實在是不可思議。

不習慣以整體的觀點診察疾病的現代醫學，對於這種無異常的診斷，居然絲毫不加以懷疑。明明已經對日常生活造成了障礙，一定是有病，而且情況已經相當嚴重。

出現清楚自覺症狀的，大約在五年前左右，山下女士接受朋友的建議，接受溫熱療法。

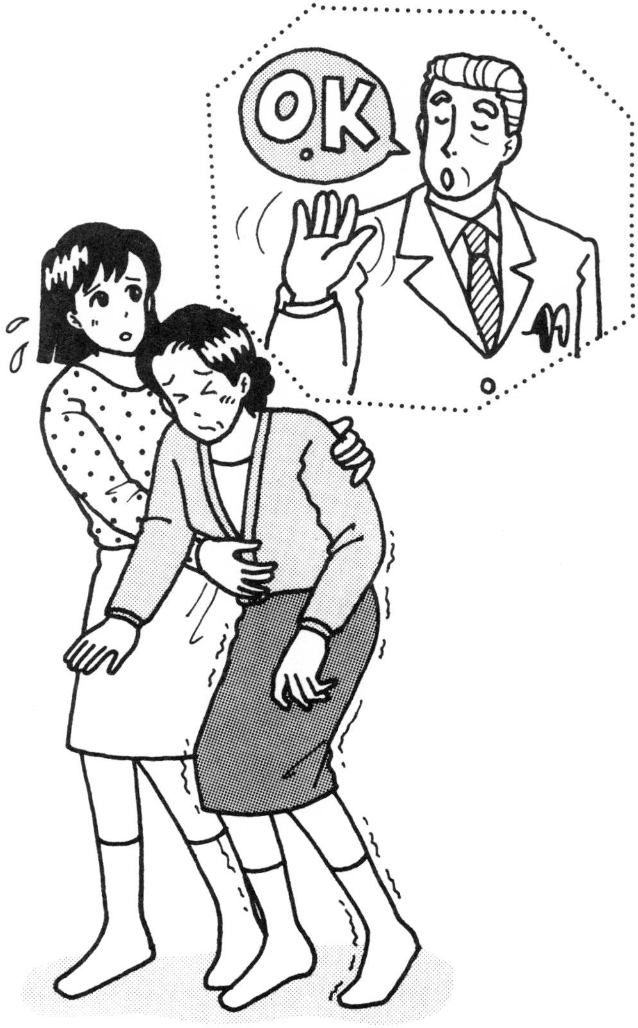

連走路都走不穩竟診斷沒有病，
真是不可思議。

當時是因為嚴重的肩酸痛而困擾，所以拼命想要加以消解。可是，治療數次之後，並無任何改善。不但如此，走路時，還會嚴重的悸動、暈眩，併發各種疾病。

「媽媽，非去大醫院不可了。」

女兒過去就一直對溫熱療法抱持疑問，因此，拼命的勸母親去大醫院治療。

可是，母親在醫院裡卻找不出任何疾病。

「我不相信，明明身體這麼不舒服。」

一味相信大醫院的女兒，所得到的答案，只有一次次的驚訝和失望。

在女兒束手無策的時候，山下女士的病況已越來越嚴重。一年前開始走路困難，無法一個人外出。因爲總是一個人關在房子裡的緣故，使母親日漸衰老，令女兒非常擔心。

山下女士被女兒帶來求診，是今年年初的事。雖然女兒最相信的是一般醫院，但是由於身心兩面調整醫學的風評不錯，因此覺得這是唯一的希望。

■能夠立刻治好的身心兩面調整醫學

我馬上進行歪斜檢查，結果發現山下女士整個身體都有扭轉的現象。我讓女兒親眼看見檢查的過程，結果，看見母親由左方出現的嚴重扭轉，令她十分驚訝。

「身體扭轉得這麼厲害，怎麼可能正常活動呢！」

我一邊說明，女兒同意的點點頭。

「這樣子媽媽的身體當然不好。」

究竟疾病是在何種情況下出現的，在實際看見母親扭轉的身體後，女兒恍然大悟。

於是，我在充滿好奇心的女兒面前開始進行治療。調整雙手之後，再調整雙腳，山下女士的身體開始恢復了。

「哇！」

女兒佩服的聲音由背後傳來。治療的效果原本是很難立刻親眼確認的，而身心兩面調整醫學最大的特徵，就是可以實際親眼確認。

至少，身心兩面調整不會含糊不清的羅列一些空洞的理論，然後告訴你「應該可以治好」，而是很確定的告訴你「可以治好」。

因為「使身體恢復正常形態」，是身心兩面調整醫學的基本。那不是只治療一種疾病的對症療法的概念，而是以較遠大的觀點來掌握疾病。

例如，葉子枯了光治療葉子，是無法使樹葉再生的。疾病的情況也是一樣，部分治療是

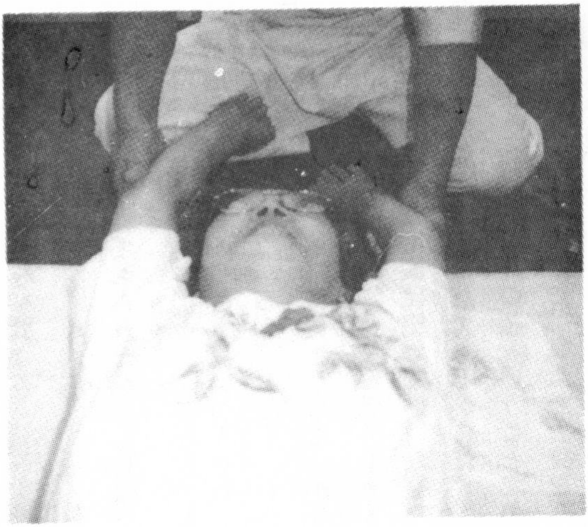

第一次治療的情況
女兒親眼看見身體恢復健康的不可思議。

治不好疾病的。

原本的目的是找出樹葉枯萎的原因，卻往往意外的發現了根部腐爛的理由。若不從全體的角度觀察，是不可能完全治好病症的。

只要矯正了病因的歪斜，身體立即可以活潑的發揮功能。因此，山下女士才能在第一次的治療中恢復健康。

她的女兒也親眼看見從身體的扭轉中解放後，她的表情逐漸溫和而安定的過程，不需要任何理論支持，但也不得不加以肯定。

「真是奇蹟。」

女兒非常的驚訝，但這並不是奇蹟，是有確實的理論根據的。

在患者或陪伴者面前，立即顯現治療效果，就是身心兩面調整醫學最大的特徵。如此迅速可以得到效果的治療，除了我的無痛療法之外，再沒有其他可以做到。

最近，出現了許多與無痛療法相類似的治療法，但是只重視理論道理，無法獲得完整的治療。因為除了技術之外，這項治療法更重視治療的人性。

『身心』是指心相與體相，不只對患者如此要求而已。我們治療者也必須要有正道的心相與體相。因此，必須治療者與被治療者合為一體，才能完成完全的治療。

若要說是奇蹟，則產生奇蹟的是患者，也是我們治療者。我們的身體內存在著奇蹟的芽種，可以說，以健康的身體存在本身就是一項奇蹟。

讓患者與治療者共同取回奇蹟的，就是身心兩面調整醫學。

山下女士第二次接受治療是自己一個人走來的，不再需要女兒的攙扶，已可獨自外出。第五次治療之後，周圍的朋友讚美她：

「你最近的姿勢很美。」

在此之前自己並沒有察覺，現在已重新認識到身心兩面調整醫學有多了不起。

■二十年的事故後遺症

以原因不明為理由而不被重視的人，遠比想像中的多。仔細想想，其實這就是現代醫學欠缺的部份。依照他們的概念，現在許多患者的問題，都是他們無法解決的。某一方面的權威便只能了解某一方面的疾病，無法將疾病用全面的角度加以掌握。

前面敍述的山下女士即是如此，這一次要介紹的藤木，也同樣因為原因不明的疾病而困擾。

藤木的情況，則是二十年前的車禍後遺症所造成。現在，藤本已是三十五歲的上班族。年輕力壯，卻由於後遺症的影響，與朋友的差距越來越大。

這個疾病幾乎已左右了他的人生。

遭逢交通事故是中學時代的事。他在騎自行車上學的途中，因汽車的擦撞而跌倒，接著，就開始因爲原因不明的疾病而困擾。當時，頸椎扭傷（鞭打症）的病名尚不普通，但總以為不會有長期的影響。

當時只有外傷而已，因此只在醫院進行外傷處置就回家了。當時的藤木還年輕，些微的不適可以忍耐。因此，醫生沒有說，他也沒想到後遺症的問題。

由於各種原因的重合，使藤木一直沒有接受正式治療，便如此過學生生活，翌年進入高中，才出現不適的症狀。

首先開始頻繁的頭痛，容易噁心、暈眩。想用功讀書，但書本一攤開，就開始劇烈頭痛。他原以為頭痛是自己懶惰造成的，但同時有噁心、又令他以為不是懶惰之故。

他向父母報告之後，就到醫院檢查，醫院說：「沒有任何異常。」藤本感到極為羞恥，父母安慰他：

「大概聯考太緊張了。」

但頭痛、噁心一直不斷持續，結果只好放棄第一志願，使自己的前途有了大幅改變。

進入社會之後，因為情況一直沒變，所以不去醫院檢查，終於確定是車禍後遺症頸椎扭傷。但治療法只有濕布及止痛劑。

因此，他也接受過接骨師的治療，也積極的向各種新的療法挑戰。甚至於向新興宗教求助，其痛苦果真是難以想像。

但是，一直都沒有恢復的徵兆，不但如此，最近脖子、肩膀、背脊也開始疼痛。容易疲

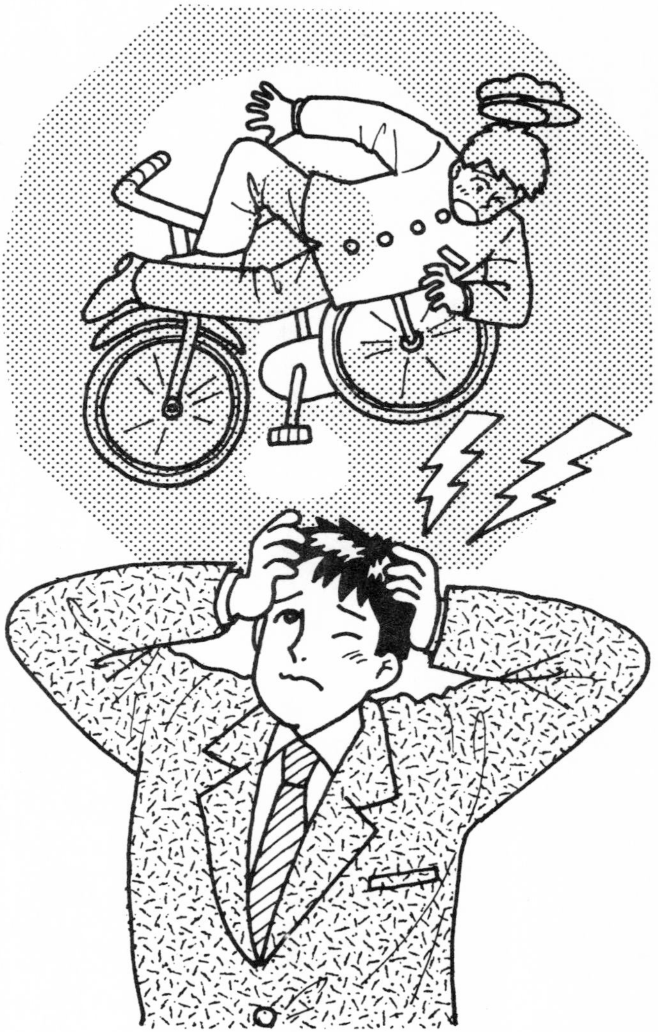

原因不明的疾病左右了自己的人生

勞，無法長時間工作，遲到、早退越來越明顯。他並不是自己懶惰，外人卻以為他在懶惰。

■健康的意義

從外表看來，藤木屬中等體型，看不出受疾病之苦已有二十年之久。可是，這種健康的外表，更害慘了藤木先生。

暈眩、噁心、頭痛等症狀，是外人無法了解的痛苦。這種苦又無法傳達給別人，讓別人理解，而明明有病又不被認為有病，那更是極大的痛苦。

這種不被了解的苦，及有經歷過的人是絕對無法了解。事實上，我本人也曾經很長一段時間經歷過類似的痛苦。現在所建立的身心兩面醫學，其間的過程便隱藏著此種痛苦。

因此，我充分可以了解藤木的立場。可是，最殘忍的是，藤本竟被職場的上司取笑。

「你這麼懦弱，大概也不能結婚了。一天到晚哭著叫痛，要怎麼結婚呢？」

即使這只是開玩笑，也不該對遭受自己不了解之痛苦的人說這種話。不出所料，聽到這句話的藤木，受到極大的衝擊。開始無法信任醫院。

乍看下很健康，可是又有原因不明之病症，實際測定歪斜時，通常百分之百都有身體歪

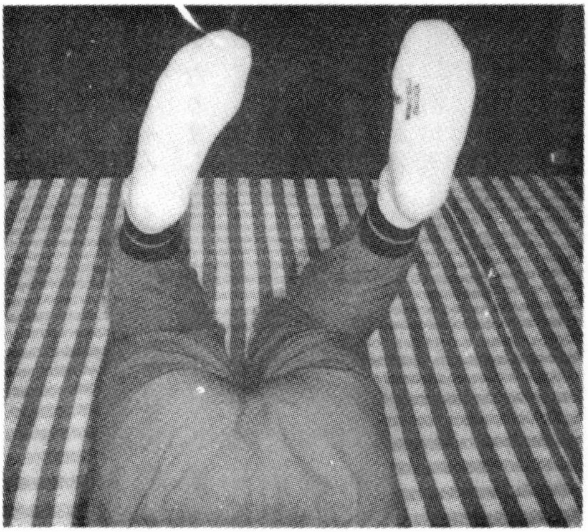

乍看很健康的藤木，測定歪斜時，出現左右大幅的扭轉。

斜或扭轉的現象。

這樣說絕對不誇張，根據我自己統計的結果，每一百人就有一百人有歪斜的情況。當然，這項結果，不單只是依賴統計數字而已。

從身心兩面調整醫學來說，這種推測是絕對的。因為身體歪斜才會有病，原因不明只是因為這種沒有病名的疾病，而身體確有種種的不適。

既然有病、正表示身體一定有歪斜或扭轉。反過來說，沒有歪斜、扭轉，可以保持平衡，就是一個健康的身體。

藤木經過五次治療之後，終於從二十年來原因不明的病症中解放了。於是打電話來取消第六次的預約。

「對不起，因為已經完全痊癒，找不到需

要治療的地方了。」

表示他的情況已經完全復原了。

「這麼輕鬆的心情，從中學以後是第一次。終於知道健康的重要性。」

藤木所說的，應該是真心話。

■運動的後遺症

在一般的常識概念裡，運動的目的是為了健康。

可是，運動真能維持健康嗎……。以長壽而著名的雙胞胎金銀婆婆，並沒有為了維持健康而運動的情況。而兩個人的共通點，在於能吃、喜歡走路。

當然，我不是說運動不好。只是對單純的將運動與健康相互連接的想法提出一個疑問。每一件事情皆是如此，不可妄信或是過信。

來我這裡的患者中，有許多是運動後遺症。有些因為高爾夫而傷了腰，也有因爲網球而弄傷手臂，最近，因為足球而使身體歪斜的情況也越來越多。

在這裡不方便公佈姓名，不過，有不少職業選手來找我。由於目前仍在現場活動，因此

恥骨圖

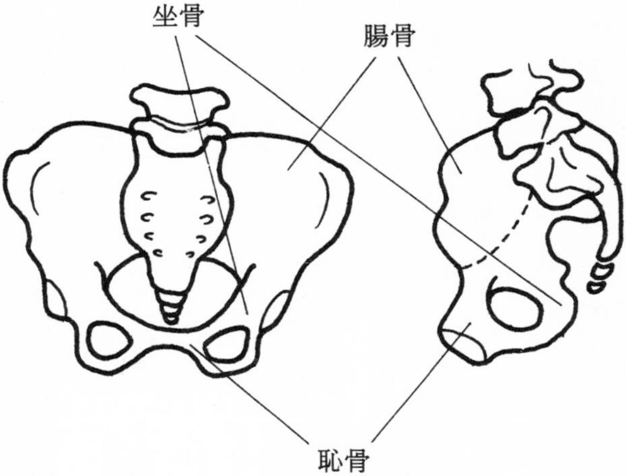

必須加以保密。最令人驚訝的是，大半的選手身體都有歪斜。

依我的看法，他們都在病體的情況下做運動。他們用自己的身體賺錢，所以造成身體嚴重損壞，在付出此種犧牲的情況下，賺取生活費。

最近最大的話題，則是「恥骨結合炎」。這是對J聯盟造成直接衝擊的嚴重問題。這種病與足球熱潮相結合，患者擴大及大學生及高中生。由於足球踢球時的動作朝向內側之故，造成結合部的歪斜。

以醫學來說明「恥骨結合炎」，則是位於下腹部，連接恥骨與恥骨之靱帶結合部因疲勞引起發炎，又因爲發炎而引起疼痛。原因則多診斷爲「過勞」。

所謂的運動，應該快樂的進行，競技則以比賽為目的，因此對身體造成殘酷的負擔。本來，我們的身體是精巧的，即使一點點的刺激，也會失去平衡。

最令人擔心的，則是單純的將恥骨結合炎視為過勞障礙來處理。原因是由疲勞蓄積所造成的，但為什麼疲勞會蓄積卻未曾言及。在運動雜誌中刊載，日本因為專業醫生不夠完備之故，許多選手都爲恥骨結合炎所苦，這或許是一個事實。

不過，其中舉出的治療方法，諸如溫熱治療，電氣治療、鍼治療，都是對症治療的概念，這樣，是不可能治好恥骨結合炎的。尤其消炎鎮痛劑的投與，更是有百害而無一利。

其實，部份（恥骨）治療的結果，反會使身體陷入不平衡狀態。因為將所有的問題都過於集中一點。

最重要的想法，並不是由部份著手，而是如何恢復全體機能。在這種情況下，不應該集中於恥骨，而是要從外側（雙手雙腳）調整身體，使恥骨恢復正常狀態才是最重要的。

尤其恥骨的部份非常細微，不止足球，任何運動練習後腰部的護理都十分重要，才能使之恢復原狀。必須在這樣的心態之下，運動才是一件快樂的事。

另外一種臨床的例證，是生產引起的恥骨結合炎。也就是剛生產不久走路，會因這個部份疼痛而無法走路的狀態。這時只能在醫院中安靜的躺著，靜待痊癒，但是，若能到我這裡調整腳和骨盆，當場便可以行走。

第四章

新時代的無痛健康管理法

保持身體平衡可以克服萬病

以「無痛療法」發表身心兩面調整醫學之後，電視及雜誌便不斷加以報導，得到全國熱烈的回響。

有些問題單純的只是「真的可以無痛治好嗎？」有些人實際經驗過『平衡形成體操』後，身體獲得改善，更有不少人的反應，則是希望能多了解身心兩面調整醫學的內容。

所以，這一次我想稍微更具體一點的描述身心兩面調整醫學。可是，那需要基本的生理學知識，所以，若是出現了一般人所不易了解的部份，希望請多原諒。

■歪斜與扭轉是身體的壓力

語言或文字，其實是無法很清楚說明「歪斜」或「扭轉」的，這些詞語都是比較陌生的。我曾嘗試過錄影帶教學或在電視中說明，但可以立即理解的人相當少。

基本上說來，因身體異常而出現疾病的過程是，因手腳的長度不同，因此，①手腳出現不自然的動作，②壓迫了骨骼或內臟而產生「歪斜」或「扭轉」，③因血液循環不良而引起疾病，④壓迫了神經而造成疼痛。

一般所謂的壓力，並不限於精神性的，肉體也會逐漸形成壓力。

這種壓力，即是所謂的「歪斜」或「扭轉」。

若不加以處理，就會如同心理上的壓力一樣，以疾病的方式加以呈現。

我們一般總是以特殊狀況來掌握疾病。因此，一有疾病就向醫院求助。但是，若能發現是因為身體的壓力所造成的，那麼，在到醫院之前，就應該先考慮造成自己壓力的原因，應該如何保護自己的身體。

這個部份才是最重要的。造成疾病的原因很多，身體的歪斜、扭轉也是其中之一，所以，有病的時候不必慌張。

依身心兩調整醫學的概念，被診斷為「無異常」時，就表示有歪斜或扭轉發生。

不論是否有病名，只要感到身體上不適，就表示有病。至少身體出現了壓力，歪斜或扭轉，也就是身體失去平衡的證明。

我們所期待的醫生診斷，也不過是這些結果的報告而已。

因身體不平衡而產生的異常，是由身體的不協調感開始的，而致某些機能障礙呈現。但在現實上，對於此和前階段的「不協調感」，醫院的醫生無法下正確的判斷。

所謂的不協調感，就是手腕動作不靈活，胃沈悶、喘氣、虛弱容易感冒等身體上的不適。而這些半調子的症狀又不能稱之為疾病。

而身心兩面調整醫學，卻在這個階段之中，透過身體的歪斜與歪斜檢查，得出已有疾病的結論。

一般的醫生必須在具體的機能障礙出現後，才能下判斷。舉例而言，不協調感惡化，出現了赫尼亞關節炎，或實際上出現了高熱、嘔吐等症狀。至於疼痛，除非已至無法忍耐的程度，否則很難判斷是否有病。

到了這個地步之後，現代醫學終於上場了。可是，就身心兩面調整醫學來看，這種情況卻是為時已晚。被逼入此種困境之後才能加以治療，根本沒有真正的治療的意義。

因為，這樣對人根本沒有「愛」或「慈悲」的精神，這樣說也許太嚴厲了一點，但是，這樣做等於是把人視為一種物質。

身體的歪斜或扭轉的確是病。雖然現代醫學認為此種狀態不是病，其實，它正好是疾病的原因。即使沒有病名，也毫無疑問的是一種病。

身心兩面調整醫學並不認爲疾病有輕重之別。它並沒有一個標準，認為何者是健康何者

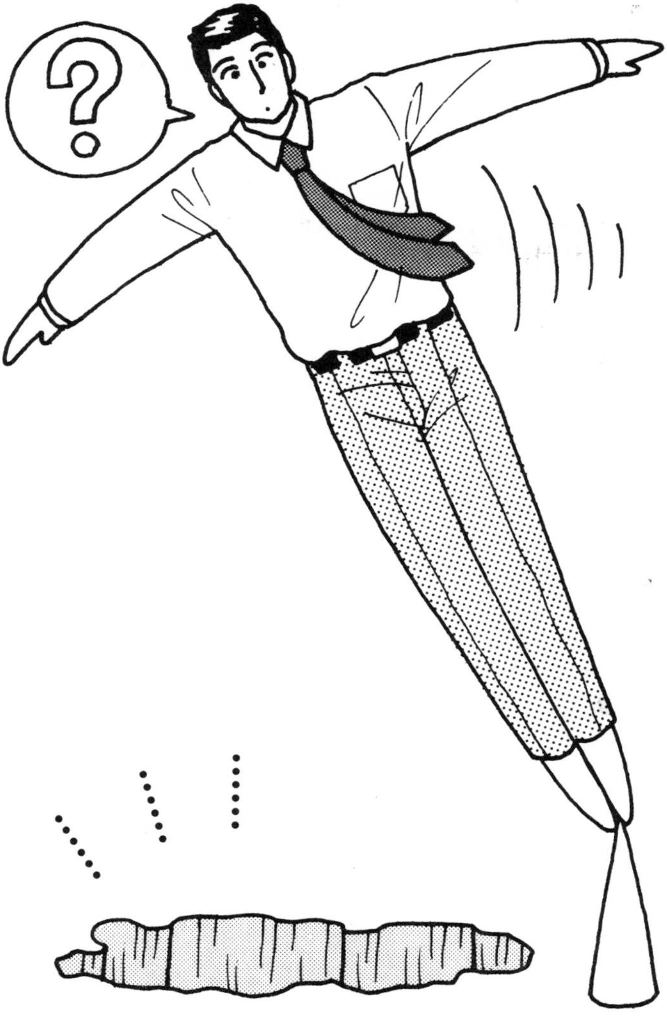

身心兩面調整醫學將身體的不協調感視為嚴重疾病。

是疾病，完全以身體的扭轉、歪斜來判斷。

■歪斜與疾病的關係圖

在這裡，我要將我們姿勢及動作的不平衡，與身體的不適和疾病之間的關係，具體的做一次整理。

下面所羅列的是，參考身心兩面調整醫學所實施的療法，而將兩者的關係加以明確化。有下列症狀，或發現自己身體有歪斜的人，可以檢討自己可能有何種病症。

≪有關手腳及身體背面異常的症狀≫

A〔由肩膀到脖子、動作或形狀有歪斜時〕

可推測的病症有〔頭痛、暈眩、耳鳴、眼睛疲勞、鞭打症、頸椎扭傷、頸腕症候群、手臂之疼痛、痲痺、抽蓄症〕等。

B〔從肩膀至背脊、背後全域之形狀或動作歪斜〕

可推測的病症有〔背脊的疼痛、肩酸痛、赫尼亞、側彎症、胸背、腰背之疼痛或異常、感冒、咳嗽、呼吸困難、消化系統及心臟循環系統之異常」等。
、腹痛」等。

C〔從肩膀至腰部、骨盆的形狀或動作歪斜〕

可推測的症症有「腰痛、骨盆的疼痛或歪斜、便秘、下痢、生理痛、生理不順、膀胱炎

D〔從腳到腰、骨盆之形狀或動作歪斜〕

可推測的症狀有「腰痛、骨盆之疼痛、便秘、下痢、生理痛、生理不順、子宮、膀胱炎
、內臟異常、股關節痛、坐骨神經痛、小腿抽筋、膝關節炎、腳部冷虛、下肢全域之異常」
等。

≪有關手腳及身體前方之異常的症狀≫

E〔從肩膀（手）到脖子、下顎之形狀或動作歪斜〕

可推測之病症有「耳鼻咽喉之異常、眼睛異常、口或顎之異常、扁桃腺炎、巴塞杜氏病
、呼吸困難、喘氣、咳嗽、噁心」等。

F〔從肩膀到胸部、肋骨全域之形狀、動作歪斜〕

可推測之病症有「肋間神經痛、胸部苦悶、胸痛、喘氣、咳嗽、悸動、失眠、心口異常

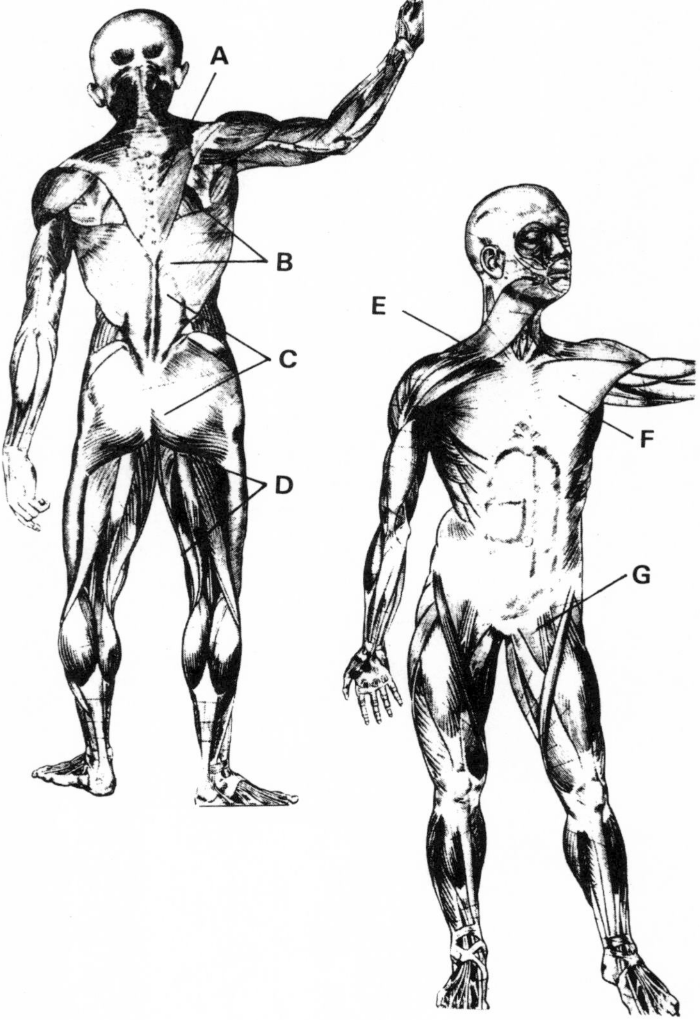

解剖圖

、脇腹疼痛、微熱、感冒」等。

G〔從腳部至骨盆、腹部之形狀，動作歪斜〕

可推測之病症有「胸部內臟疼痛、腹部內臟疼痛、足關節冷虛、腰部冷虛或神經痛」等。

這裡所介紹的只是簡單的摘要。

當然，這些部份並不是單獨的引起疾病，某部份的歪斜，只是全體平衡失去之後，對最弱的部份產生了影響，並非只要治療某部份即可解決問題。

■身體是活著的

其實人類的身體是不可能固定化的。就好像動物一樣，必須活動，其存在方可成爲特徵的動物。

更簡單的說，人類的身體，是在重複的伸縮下生存的。可謂手腳、甚至心臟、肺及消化系統、呼吸器的動作，其基本就在於伸縮作用。

身體的歪斜或扭轉，最終都必須歸結於此。各部的器官一面進行伸縮（收縮）作用，並連貫機能的發揮，構成個別的器官，以形成肉體。

從這個觀點看來，人類的身體，是由各部的各種動作、功能複合的結合，並重複伸縮運動的存在。

以呼吸為例，呼吸時胸部開始伸縮運動，但實際伸縮的，不只橫隔膜，連肋骨也一起動作。絕不是只有某一器官單獨動作。

說得更仔細一點，呼吸之時，需要指尖的力量，手臂的力量，可以說從頭到腳，全部的各種活動都在支援呼吸這個動作。

總之，呼吸是由整個身體而進行的。

此外，屬於循環系統的心臟是因爲肌肉的伸縮，消化系統是由於腸的蠕動，而進行伸縮活動。不過，由於消化系統及心臟都被收納於身體內側之故，所以，不像前述呼吸的例子一樣，需要使用身體的全部。

在醫學書籍中常以汽車內燃機的汽缸為例說明呼吸的機能，這種方式雖然較易了解，卻犯了很大的錯誤。因爲，依照這樣的說明，則表示「肺只是一個封閉的幫浦，就像一個口向空中開放的汽球。幫浦的活塞被拉引的時候，幫浦內會出現局部的真空狀態，使汽球（肺）膨脹起來」，實際上，有生命的肺，絕不是如圖所示的汽缸一般。

橫膈膜在軀幹內會重複上下運動，而軀幹則受支配手臂活動的肌肉所包圍，手臂一動，

呼吸器的機械性說明圖

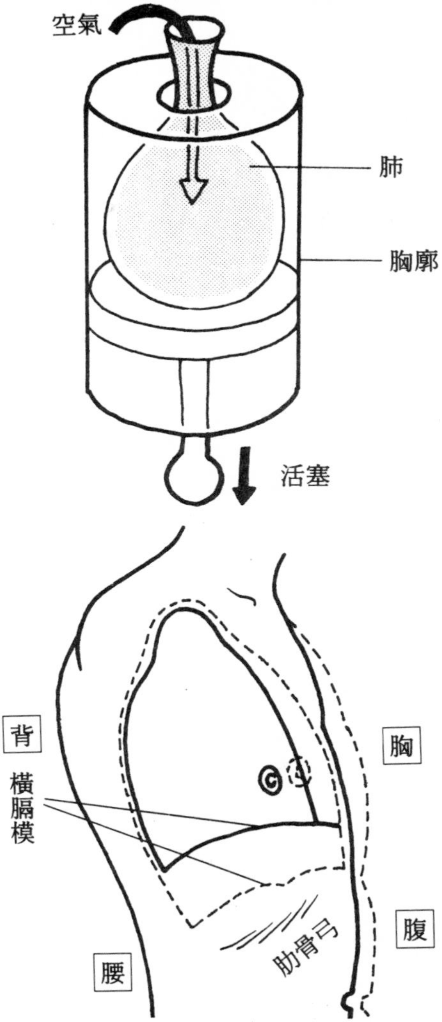

以胸部、腹部、腰部、背部等各部之活動進行呼吸。

軀幹的形狀就產生變化。簡單的說，軀幹的部份會因為伸縮而承受力量，因此，不可能永遠如圖所示保持端正之汽缸的形態。

此外，呼吸器的生理作用，雖然目的只是呼吸而已，但可理解是胸部，腹部、腰部、背部等各部複合作用的結果。同時，也可以了解到軀幹上部的位置，對手臂的動作來說具有很大的意義。

■錯誤的呼吸法

在現代，『呼吸法』在各項領域之中都很引人注目。尤其在宗教儀式性的體操或瞑想中具有速效性，其用途則各有不同。

呼吸法是自古以來一直引人注目的一種健康法，在日本神道的儀式中可略見一斑，而氣功也將呼吸法納入。

最近，健康體操與瞑想也開始採用呼吸法。但是，不過是模仿性的，因為忽略了前述的呼吸的生理性指導及概念。

其實數百年前傳下的宗教性呼吸法也是同樣的狀態。在指導呼吸法時，只有「深深的吸

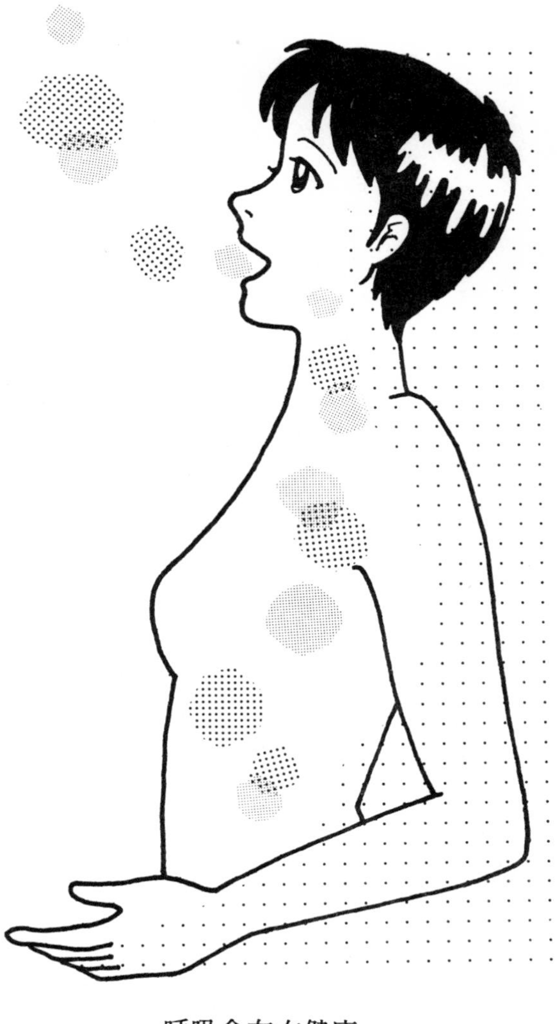

呼吸會左右健康

氣、完全的吐氣」「慢慢的吸氣，慢慢的吐氣」而已。

所謂的呼吸法，是以空氣對象，進行吸吐的動作。當然，還可分為意識到腹部的丹田呼吸，意識眉心的呼吸，及意識手掌的呼吸等等種類。

但是，這些都忽略了身體的歪斜或扭轉，這是有關呼吸法中最重要的一部份。說更實際一點，即使學會了呼吸法，若是呼吸最基本的呼吸器不能平衡，根本無法有正確的呼吸。

這些呼吸法的共通特徵是「挺胸姿勢端正」，這是值得注意的。因為「挺胸」「姿勢端正」的注意點，正好提示了身體平衡的重點。

有一句話可以充分的表達這一點，沒有身體上的平衡，是無法做到正確的呼吸法。可是，單只挺胸和姿勢端正根本得不到身體上的平衡。即使沒有這麼做，只要調整了呼吸器的歪斜與身體的歪斜，自然可以得到正常的呼吸。

形態上的呼吸法，就好比是對症療法。若是自己在日常生活中沒有正確的呼吸法，不論如何挺胸端正姿勢，也得不到正確的呼吸法。更不可能期待它的效果。

甚至可以說我們日常中所重複的呼吸，是「一切健康之源」。只要呼吸調整正常、就不會生病。現代的病人這麼多，呼吸的紊亂可以說是主要的起因。

■不自然的呼吸與身體歪斜

我們身體的動作，其基本當然是「伸縮作用」。既然如此，一般所謂的疾病、則可解爲伸縮作用無法順利進行。

既然所有器官的伸縮作用都相互關聯以發揮機能，且由每一個機關構成肉體，那麽，只要有部份出現歪斜，便對一切的機能產生嚴重影響。

在我們所敍述的例子之中，身體的些微歪斜之所以產生各種機能障礙，便因其影響密切關聯之故。

以秋田先生（作家、四十五歲）為例，由於出國旅行時提沈重的行李而得了輕微腰痛。可是，不到兩週的時間，開始因肩酸痛及頭痛而苦惱。這是理所當然的，秋田先生的肩酸痛及頭痛，是因為無法正常呼吸所致。

我讓他深呼吸，發現會引起腰痛，肩膀肌肉發硬，並開始頭痛。因此，若要正常呼吸，身體就會出現痛。

這又象徵著什麽呢？

呼吸並不是只有肺部進行的動作。從解剖圖來看，位於圓筒狀之軀幹的橫膈膜，進行活塞運動（上下運動），而吸入空氣然後再吐出，這些作用必須藉由身體全部的伸縮作用而進行。

身體的歪斜，若嚴重的引起腰痛和頭痛，則表示整個身體已無法正常呼吸。勉強進行，反使歪斜的部份出現疼痛，秋田先生的病症就是最好的例子。

因為軀幹（汽缸部）由於身體歪斜而變形，橫膈膜不能有正常的機能及作用，所以無法進行正常的呼吸。更可怕的是由於無法正常呼吸之故而引起了各部份的障礙而得病。

引起軀幹歪斜而無法正常呼吸的因素，多半在於我們的手腳。可以說身體的歪斜是由手腳開始的。若是手腳的平衡善加管理則不成問題，但在大部份的情況下，使用之後多半都缺乏護理。

在激烈使用身體的運動後，護理的重點，是以肌肉的保護此種局部概念所發展的。但在日常生活中，卻幾乎完全不考慮手腳的重要性。

拿筆寫字的行為也一樣，有人用左手寫，有人用右手寫，每個人不同的習慣，也會形成不同的姿勢和筆壓。

諸如此類日常中手的使用，很快就會因為手部左右平衡的失去，而轉成姿勢的歪斜及身體的歪斜。只要使用，當然會有歪斜，但若不加矯正，則又會如何呢？

■調整呼吸的治療法

任何治療法都一樣，我認為沒有調整呼吸就不算是完整的治療法。因為不自然的呼吸本身就是一種病。

針灸、指壓可以調整呼吸嗎？利用矯正背脊或骨盆的方法不能調整呼吸。內科及外科手術也不能使呼吸恢復正常。

人類只有保持平衡才能維持健康體。疾病多半因為身體的歪斜壓迫了內臟諸器官而引起的。從這一點可以知道維持身體平衡有多重要。

身心兩面調整醫學不僅以無痛調整身體的平衡，只要使歪斜與扭轉恢復正常，即可自然呼吸。因此，可以在無痛的施術下取回健康體。

因為身心兩面調整醫學，是利用手腳而施術。前面也說過手腳會在運動或工作等日常生活中歪斜，而歪斜是由身體的伸縮作用引起的。

能夠無痛治療，乃是因為利用了身體一面伸縮一面作用的特徵，給予手腳刺激，使身體

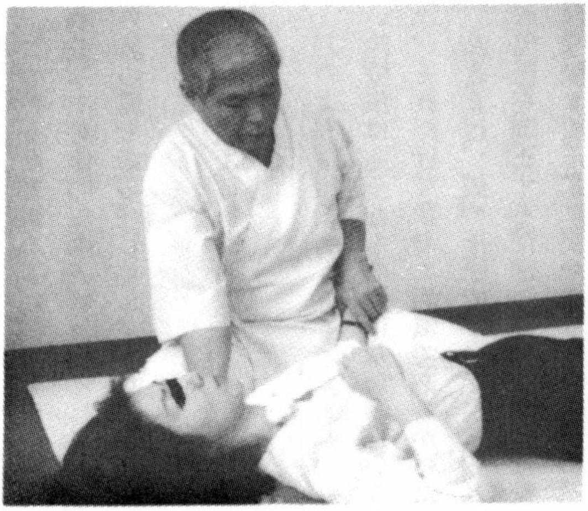

被稱為現代紅鬍子（神醫）的作者

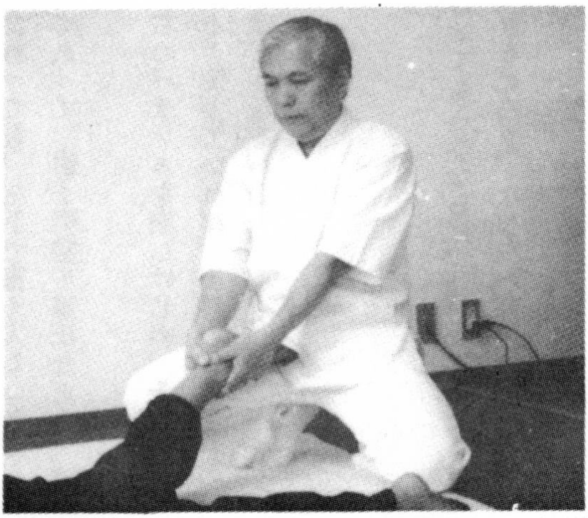

的伸縮運動得到平衡。不須多加力量，也不必使用器具。

只要配合身體歪斜的方向與程度，改變手腳的刺激即可，簡單的說，這就是身心兩面調整醫學的無痛療法。

此種施術的一大特徵，是不會直接接觸患部，所以治療時，不會有「疼痛」發生。很多患者都說：

「完全不會痛。很不可思議的身體自然恢復正常。」

這也許是過去經驗過太多痛苦的治療後，不知不覺發出的感想。甚至有患者在施術中太舒服了，結果竟睡著了。

治療本來就應該是無痛的。因為患者都在因「痛」而苦惱。避免更多的刺激才能稱之為醫術。

■自然體的醫學

雖然人有自然治癒，要引導出這項能力，就必須某種程度的操作。所謂的無痛療法，就是利用身體的伸縮作用而引出自然治癒力。這種自然的手法，目前已獲極高評價。

我們的身體是非常精巧，對如此細緻的身體施以強力的叩打、拉引、揉捏、給予熱或刺激，稱不上是自然療法。只能說是在人類的傲慢下產生的治療方法。

「不論怎樣都一定要把它治好。」

像這樣刻意而為是不行的。治療最忌諱的是用力。只要理解自然狀態，自然的流向及自然的力量，便可加以利用。身心兩面調整醫學的「無痛」，換言之，就是「體貼」、「慈祥」的對待身體，可以稱得上是自然的治療法。

舉例來說，身心兩面調整醫學在前述的呼吸概念上，就有根本的差異，與世間一般所認識及掌握的方式不同。絕對不是體操訓練師或治療師、宗教家所提倡的吐納方式，或有意識的使用丹田或手掌呼吸。

而身心兩面調整醫學的呼吸，則著重於呼吸空氣之呼吸器本身，以身體的平衡化為目的。能夠恢復健康體的呼吸器，才有正常呼吸的可能。

再以生態解剖學說明一次，我們吸進空氣的時候，橫膈膜會收縮，使肋骨提高，胸廓膨脹；相反的吐氣會收縮。因此，軀幹在每次呼吸之間都不斷重複著伸縮。

我們也說明過好幾次，上肢（手臂）大部份的肌肉都附著在軀幹之上。因此，可以知道軀幹（呼吸器）與上臂是有連動關係的。

我們一隻手臂有五十根肌肉，廣背肌是其中一例，而廣背肌附著於上臂上後部，擴及胸椎七號至腰椎全部、骨盆。與手的長短、關節的軟硬有密切關係，其影響擴及背部、腰部全域。是人體中最重要的肌肉。

由此可知，廣背肌與肋骨（呼吸器）的伸縮運動有關，會隨手及身體的動作而重複伸縮運動。

此外，廣背肌由頸椎的五、六、七所發出之胸背神經所控制。而使橫膈膜動作的神經則是頸椎的三、四、五號神經，活動上肢的則是肌肉的第十二號神經系統的大半，與延伸出橫膈膜神經的頸椎三、四、五號神經是由同一部位延伸而出。

於是，上肢（手、手臂）之動作與身體（呼吸器）的動作是完全連動的。這正表示手的歪斜或扭轉，對於呼吸器的變形具有直接影響力。

最常聽到患者報告的一句話就是：「醫生看X光片時，說頸椎的第四號、第五號有異常」。這種說明對外行的患者而言，是很難了解的。

可是，若能理解我前面的說明，即可明白使用手會連鎖的影響頸椎的第四號、第五號，因此，當然會出現異常。

從這個概念也可以得知，需要治療的不是頸椎，而是肇因之手的平衡調整。先調整使頸椎歪斜的手才是最重要的。

■平衡是宇宙的基本

我們所居住的世界，全部是由平衡所支配的。不只身體的平衡，思想、哲學、政治、經濟，若偏向任何一方，都不可能有好的狀況。

當我們的身體失去平衡就會有疾病出現。可以說疾病是身體失去平衡的狀態、不平衡的狀態。如此簡單的道理，而過去竟然加以留意，真是一件不可思議的事。

腰痛就只是腰痛，所以只要治腰就可以的想法，是不可能期待完治的。應將不平衡視為一切疾病的起因。

前項之中所說的是有關上肢的部分，這樣的概念亦適用於下肢。呼吸不僅有上半身，下半身也產生連動。下肢的作用是支撐背脊、軀幹、骨盆，但仍與身體的伸縮、彎曲(伸縮)及呼吸的伸縮作用有密切關係。

我們的身體在結構上是左右對稱的，平常可保持其平衡性。可是，會逐漸因工作、運動，日常生活以及習慣而逐漸歪斜。

程度則因手腳使用方法的不同而不同，因此，障礙的發生也各有不同。

身心兩面調整醫學，為了對應各別的障礙，要先測定身體的歪斜與不平衡的狀態，故以手腳檢查全身的歪斜度。稱之為『歪斜的測定』。

此種測定，是先將患者身體的變差化，分類為遠心性、求心性，判定結果之後，才判斷應在哪一個神經系統進行伸縮性的刺激。

施術的想法，是利用手腳（運動神經），誘導軀幹（呼吸、自律神經），使全身的伸縮性保持平衡。

其特徵是當場調整歪斜，並實地檢證結果。在說明理論之前已先得出答案的方式，是過去不存在的。這才稱得上是二十一世紀的治療法。

■日常中簡單的身體護理——平衡形成體操

真正的施術，是要當場檢證的。不論多了不起的理論，或治療者誇下何種豪語，若是實踐後沒有任何效果，都只是空理空論。

身心兩面調整醫學，既無痛又可有明確效果。大部份的患者，對於施術都有各種讚美，共通點都是最直接的「太令人驚訝了」。正因為施術有確實的效果，才會令大家有這樣的想法。

我們說過很多次，身體是非常精巧的，要使纖細的身體保持平衡，就必須每天進行保養。我們每天都很神經質的洗臉、刷牙、清潔手腳，但對根本的身體，卻意外的毫不關心。為了提醒各位，本書最後附錄了最低限度的身體保養法『平衡形成體操、初級編』。

≪利用手的平衡形成體操・初級編－≫

這是根據無痛療法之施術而創作。這一項體操、初級編分為上半身、下半身兩種。先介紹利用上半身的體操。

首先、以立位做出萬歲姿勢，找出不容易舉的手。或臉左右轉動，臉容易轉動的方向就是手不容易舉的一方。在說明廣背肌時已經知道歪斜是連動的，因此是可以藉此判別的。

接著，將不易舉起，臉較易轉動之方向的手，用另外一隻手握住，横向往握手的方向拉，使側腹提高。保持姿勢靜止二十～三十秒左右。呼吸不必停止，慢慢進行即可。回到原來姿勢時，則需一面吐氣一面慢慢進行。

接著用另一隻手進行同樣的動作。此兩種動作交替進行，慢慢重複兩次。

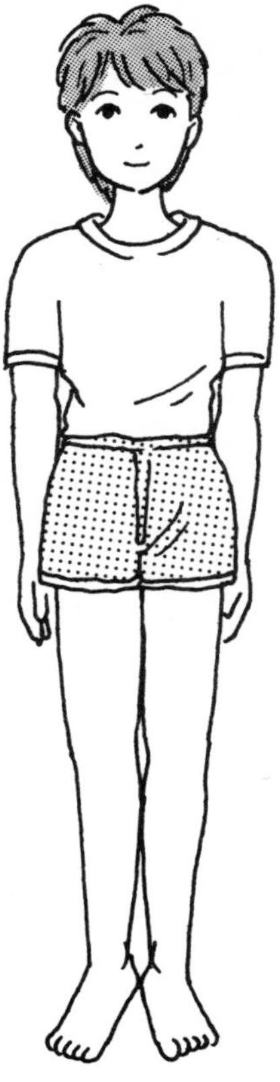

①以立位之姿勢準備。

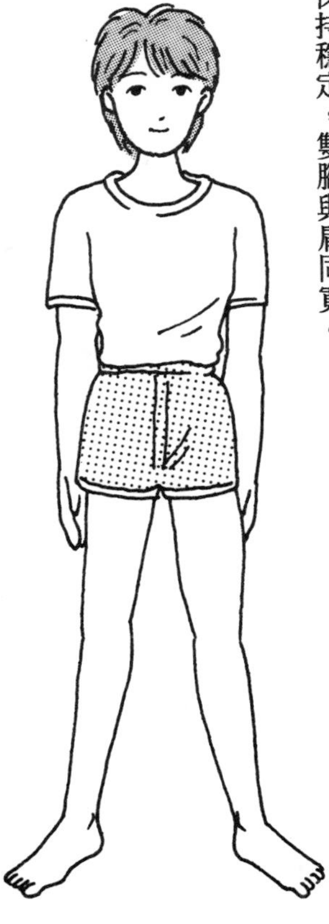

②為保持穩定，雙腳與肩同寬。

③作萬歲姿勢雙手舉起，記住不易伸直、較短的手，或臉左右容易轉動的方向。

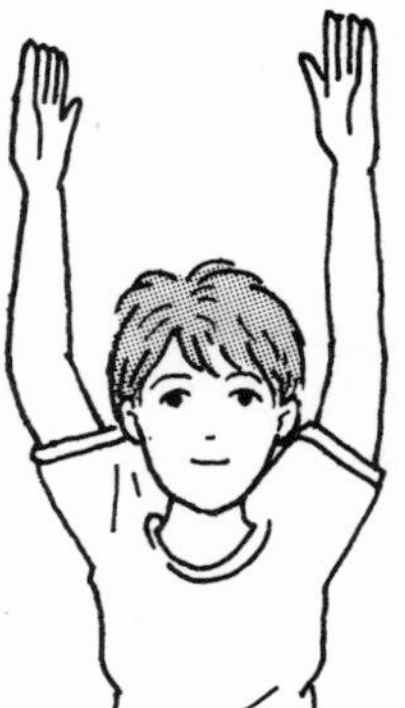

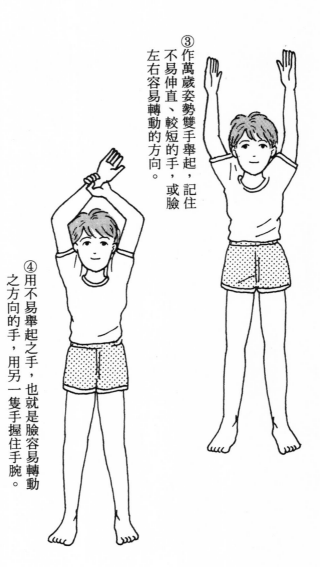

④用不易舉起之手，也就是臉容易轉動之方向的手，用另一隻手握住手腕。

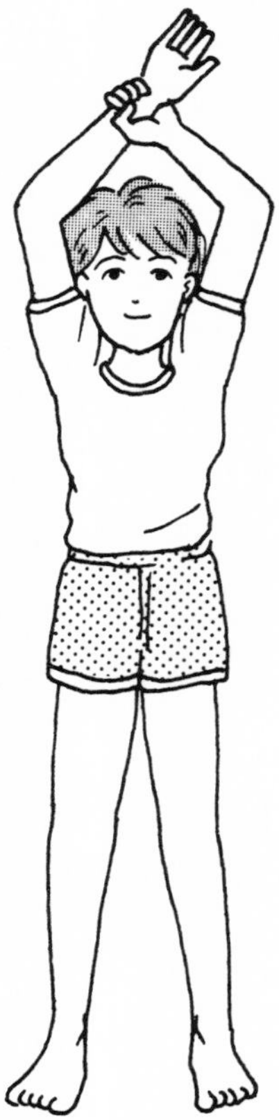

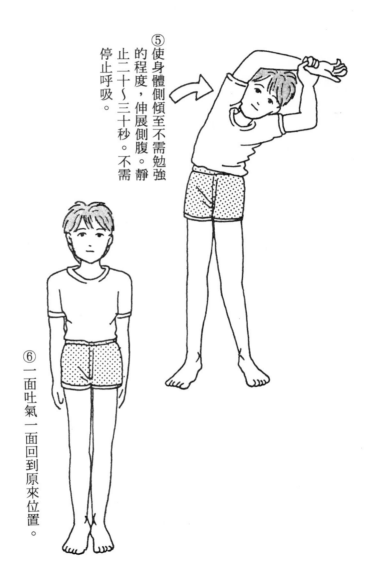

⑤使身體側傾至不需勉強的程度，伸展側腹。靜止二十~三十秒。不需停止呼吸。

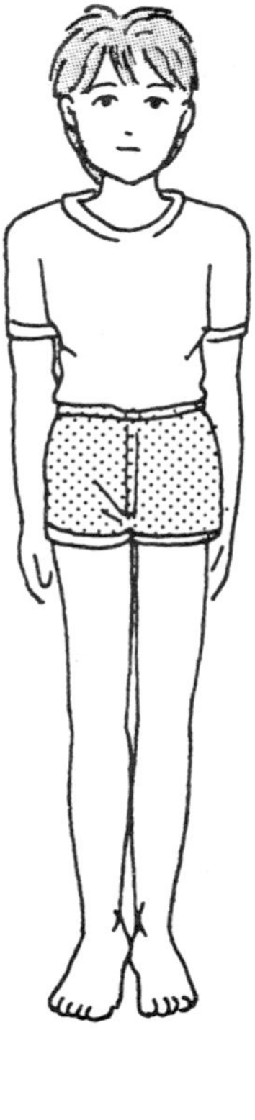

⑥一面吐氣一面回到原來位置。

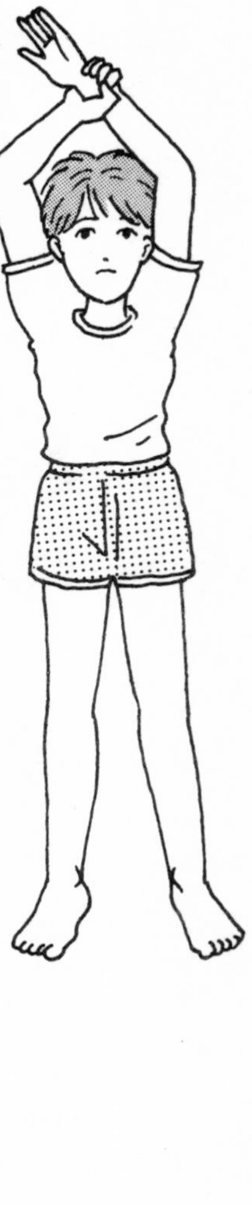

⑦接著用另外一隻手，握住較容易舉，較易伸展之手的手腕。

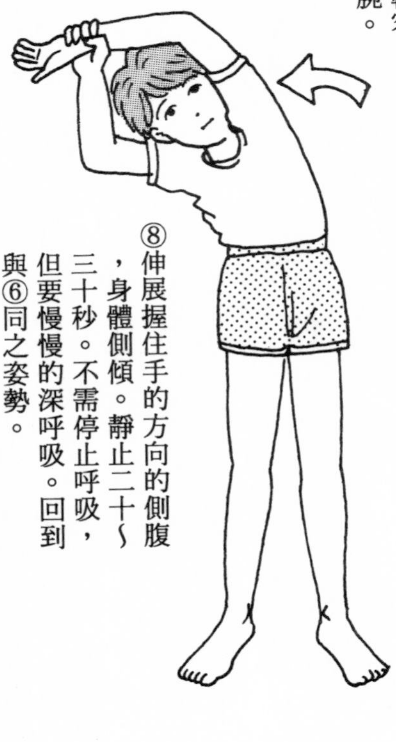

⑧伸展握住手的方向的側腹，身體側傾。靜止二十～三十秒。不需停止呼吸，但要慢慢的深呼吸。回到與⑥同之姿勢。

訣竅是不要使力的拉。應該在使手臂伸直，使側腹伸展的情緒下慢慢進行。

在心態上，應採取一種「保養身體」的心情。就好比向日常中一直照顧自己的身體致一份感謝之意。只要有這樣的心情，就不會出現強拉的動作。以下請參照附圖。

使用手的平衡形成體操、初級編，具有伸展左右側腹，調整身體平衡的效果。可獲致之成效則為「頭痛、暈眩、耳鳴、眼睛疲勞、鞭打症、頸椎扭傷、頸腕症候群、手臂疼痛麻痺、抽蓄症、背脊疼痛、肩酸痛、胸痛、腰痛、咳嗽、呼吸困難、消化系統之異常、喘氣、噁心、肋間神經痛、氣喘」等，範圍極廣。

《利用腳之平衡形成體操‧初級編Ⅱ》

接下來介紹的，是利用腳的下半身體操。

首先坐在地板上，雙腳向前伸出，再使腳底相合。用手挾住，拉近臀部的方向，身體前屈靜止二十秒至三十秒。接著以正坐的方式，使臀部落在雙足之間，身體仰向臥倒，靜止二十秒至三十秒。

無法雙腳坐的人，可將股關節容易張開的腳伸直，將較硬的腳彎曲。以下參照附圖。

利用腳的平衡形成體操、初級編Ⅱ，是要伸展左右全部的股關節，有調整下半身之平衡

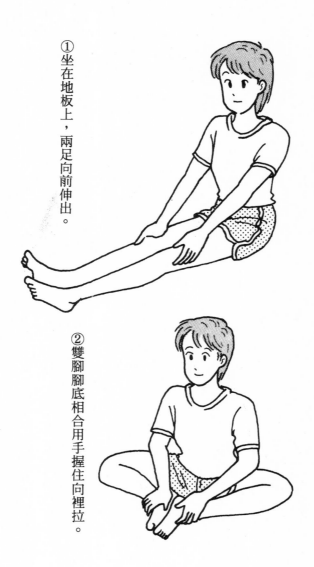

①坐在地板上，兩足向前伸出。

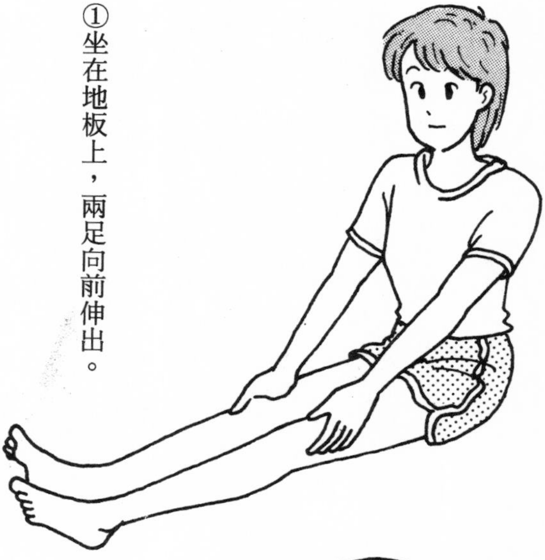

②雙腳腳底相合用手握住向裡拉。

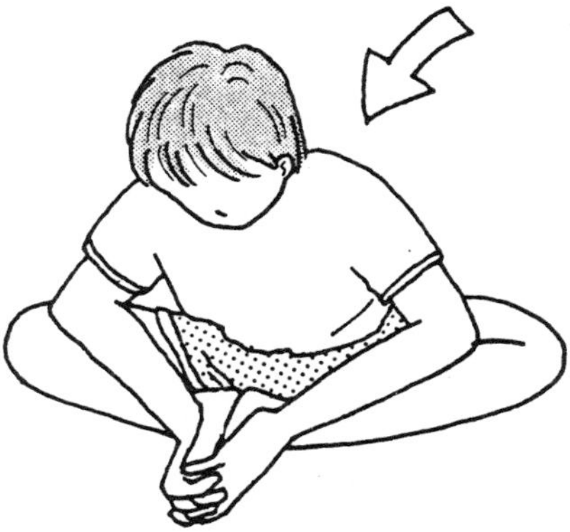

③抱住腳的形態身體前屈，靜止二十～三十秒。呼吸自然的重複。

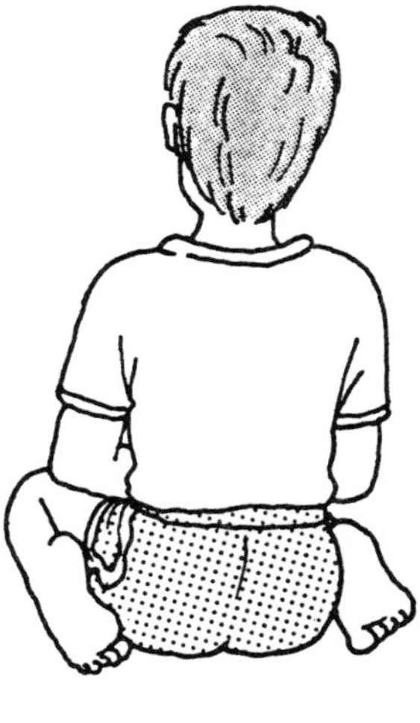

④雙腳稍放開正坐，臀部落於兩足之間。

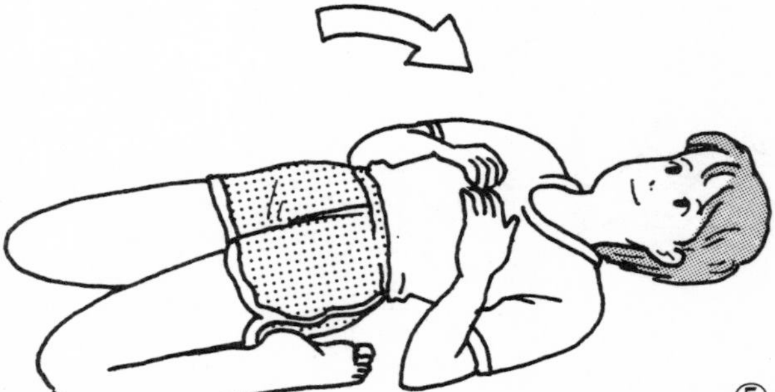

⑤身體慢慢向後方仰，若膝蓋太硬無法仰臥，則可用坐墊放在背後。雙腳不能彎曲的人，可將股關節容易張開的一方伸直進行。

的作用。可獲致之成效為「胸部疼痛、股關節及膝關節之異常、肋間神經痛、腰痛、骨盆之疼痛與歪斜、便秘、下痢、坐骨神經痛、腳冷虛、下肢全域異常」。尤其容易感冒之體質、因失眠而困擾，或醫師無法診斷，原因不明之疾病的患者，往往具有即效性的效果。

要訣是每天持續，但不要勉強。

■健康由平時的預防開始

我的「身心兩面調整醫學」，除了以無痛治療為目的之外，也在預防醫學的範圍內被廣泛使用。因此，若是不甚嚴重的身體歪斜，也可以自己進行。

這裡所介紹的『平衡形成體操•初級編』，由於篇幅的關係，必須省略一部份，雖然是很簡單的護理，但已可充分運用為預醫學。

一提到體操，很容易令人覺得只是「活動身體」，體操的目的是保持身體各部的均整，和洗臉刷牙同樣是不可或缺的。

最近，有人因為做體操而腰痛才到我的醫院來，表示這些基本的想法根本不受重視。錯誤的體操只會傷害健康。

世界已逐漸邁向高齡化社會，顯然未來的醫療設備必然不足。更何況，對症療法會造成患者人數的遽增。

至少，我們應具備著自己的健康要由自己管理的意識。因此，學會預防醫學是絕對必要的。

身心兩面調整醫學是優秀的預防醫學，這一點已得到實證，但以我的立場，則希望有更多了解歪斜與疾病的關係。我們的身體，只要經常維持平衡，就會充滿抵抗力及活力，也不容易得到被稱為疾病的感冒等等毛病，心能夠保持平衡，就可以度過開朗的生活。

下面要順便一提「體操」，若是不了解解剖學及生理學的團體，而進行呼吸吐納的指導，若與體型（異常）不合，則反會損害身體。

這裡所記錄的『平衡體操』，就預防醫學的觀點，希望能有機會作更進一步的說明。

全國身心兩面調整醫學會一覧表

〔本　部〕 林　　宗　駛	大阪市淀川区西中島4丁目8-30 サンライズビル3階	(06)885-4956
躰　相　院 （林　宗駛）	広島市佐伯区楽々園4-8-19	(0829)22-6379
躰相調整医学 花森研究所 （花森建男）	静岡市紺屋町3-5 小泉楼ビル3階	(054)254-4725
鵜飼躰相院 （鵜飼晃次）	大阪市住吉区苅田3-17-24 粟新マンション6階E号	(06)698-2482
犬塚躰相院 （犬塚敏彦）	愛知県春日井市中央台6-11-15	(0568)91-2181
犬塚躰相院 東京分院	東京都品川区戸越2-8-18	(03)3784-5119
金子躰相院 （金子昭仁）	山梨県東八代郡一宮町末木554-1	(0553)47-3355
福井薬手院 （福井善和）	福井市手寄1-11-23 コーポ山口1Ｆ	(0776)26-4099
山岸薬手院 （山岸義尚）	大阪市淀川区十三本町2-1-3 長尾ビル5Ｆ	(06)301-6244
フジイ薬手院 （藤井　憲）	大阪府松原市天美東7丁目12-3 コスミビル103	(0723)36-5157
土屋薬手院 （土屋啓吾）	大阪市平野区加美正覚寺 3-1-41-602	(06)794-8770
熊沢薬手院 （熊沢則子）	岐阜市宇佐南2-3-5	(058)271-4818
須見薬手院 （須見俊英）	埼玉県朝霞市本町2-10-16 アーバンヒルズスズキ106	(048)468-3851
鈴木薬手院 （鈴木勝己）	東京都町田市小山町4371	(0427)71-8118

身心兩面調整醫學會介紹

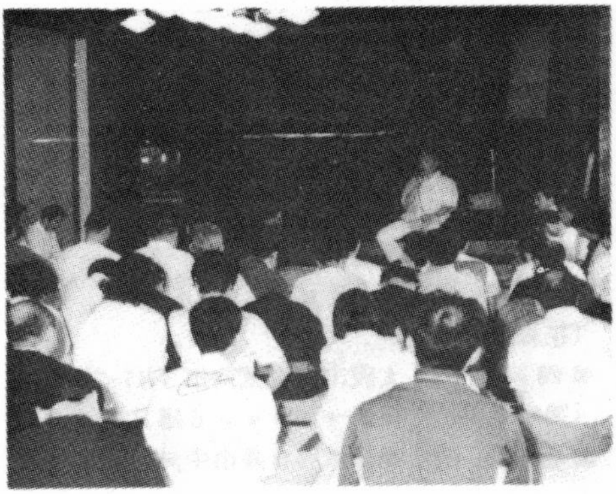

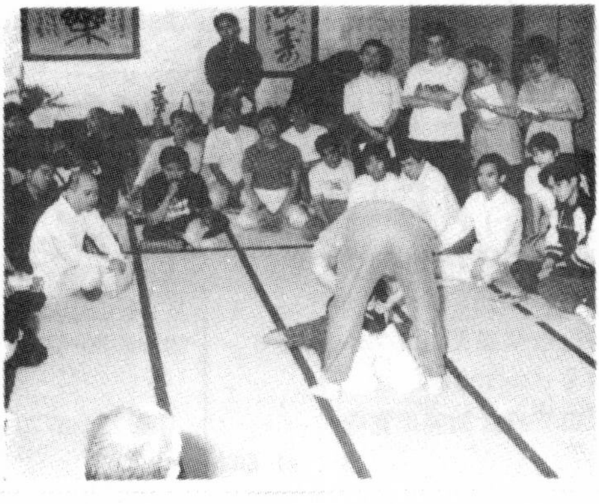

≪研修會詢問≫

躰相院　〒532 大阪市淀川区西中島4丁目8-30

サンライズビル3階

TEL（06）885-4956

※索取資料請用明信片

大展出版社有限公司　圖書目錄

地址：台北市北投區11204
　　致遠一路二段12巷1號
郵撥： 0166955～1

電話：(02) 8236031
　　　　　 8236033
傳眞：(02) 8272069

・法律專欄連載・電腦編號 58

台大法學院　法律學系／策劃
　　　　　　法律服務社／編著

①別讓您的權利睡著了1	200元
②別讓您的權利睡著了2	200元

・秘傳占卜系列・電腦編號 14

①手相術	淺野八郎著	150元
②人相術	淺野八郎著	150元
③西洋占星術	淺野八郎著	150元
④中國神奇占卜	淺野八郎著	150元
⑤夢判斷	淺野八郎著	150元
⑥前世、來世占卜	淺野八郎著	150元
⑦法國式血型學	淺野八郎著	150元
⑧靈感、符咒學	淺野八郎著	150元
⑨紙牌占卜學	淺野八郎著	150元
⑩ＥＳＰ超能力占卜	淺野八郎著	150元
⑪猶太數的秘術	淺野八郎著	150元
⑫新心理測驗	淺野八郎著	160元
⑬塔羅牌預言秘法	淺野八郎著	200元

・趣味心理講座・電腦編號 15

①性格測驗１	探索男與女	淺野八郎著	140元
②性格測驗２	透視人心奧秘	淺野八郎著	140元
③性格測驗３	發現陌生的自己	淺野八郎著	140元
④性格測驗４	發現你的真面目	淺野八郎著	140元
⑤性格測驗５	讓你們吃驚	淺野八郎著	140元
⑥性格測驗６	洞穿心理盲點	淺野八郎著	140元
⑦性格測驗７	探索對方心理	淺野八郎著	140元
⑧性格測驗８	由吃認識自己	淺野八郎著	140元

⑨性格測驗9	戀愛知多少	淺野八郎著	160元
⑩性格測驗10	由裝扮瞭解人心	淺野八郎著	160元
⑪性格測驗11	敲開內心玄機	淺野八郎著	140元
⑫性格測驗12	透視你的未來	淺野八郎著	140元
⑬血型與你的一生		淺野八郎著	160元
⑭趣味推理遊戲		淺野八郎著	160元
⑮行爲語言解析		淺野八郎著	160元

•婦幼天地•電腦編號16

①八萬人減肥成果	黃靜香譯	180元
②三分鐘減肥體操	楊鴻儒譯	150元
③窈窕淑女美髮秘訣	柯素娥譯	130元
④使妳更迷人	成　玉譯	130元
⑤女性的更年期	官舒妍編譯	160元
⑥胎內育兒法	李玉瓊編譯	150元
⑦早產兒袋鼠式護理	唐岱蘭譯	200元
⑧初次懷孕與生產	婦幼天地編譯組	180元
⑨初次育兒12個月	婦幼天地編譯組	180元
⑩斷乳食與幼兒食	婦幼天地編譯組	180元
⑪培養幼兒能力與性向	婦幼天地編譯組	180元
⑫培養幼兒創造力的玩具與遊戲	婦幼天地編譯組	180元
⑬幼兒的症狀與疾病	婦幼天地編譯組	180元
⑭腿部苗條健美法	婦幼天地編譯組	180元
⑮女性腰痛別忽視	婦幼天地編譯組	150元
⑯舒展身心體操術	李玉瓊編譯	130元
⑰三分鐘臉部體操	趙薇妮著	160元
⑱生動的笑容表情術	趙薇妮著	160元
⑲心曠神怡減肥法	川津祐介著	130元
⑳內衣使妳更美麗	陳玄茹譯	130元
㉑瑜伽美姿美容	黃靜香編著	150元
㉒高雅女性裝扮學	陳珮玲譯	180元
㉓蠶糞肌膚美顏法	坂梨秀子著	160元
㉔認識妳的身體	李玉瓊譯	160元
㉕產後恢復苗條體態	居理安•芙萊喬著	200元
㉖正確護髮美容法	山崎伊久江著	180元
㉗安琪拉美姿養生學	安琪拉蘭斯博瑞著	180元
㉘女體性醫學剖析	增田豐著	220元
㉙懷孕與生產剖析	岡部綾子著	180元
㉚斷奶後的健康育兒	東城百合子著	220元
㉛引出孩子幹勁的責罵藝術	多湖輝著	170元

㉜培養孩子獨立的藝術	多湖輝著	170元
㉝子宮肌瘤與卵巢囊腫	陳秀琳編著	180元
㉞下半身減肥法	納他夏・史達賓著	180元
㉟女性自然美容法	吳雅菁編著	180元
㊱再也不發胖	池園悅太郎著	170元
㊲生男生女控制術	中垣勝裕著	220元
㊳使妳的肌膚更亮麗	楊　皓編著	170元
㊴臉部輪廓變美	芝崎義夫著	180元
㊵斑點、皺紋自己治療	高須克彌著	180元
㊶面皰自己治療	伊藤雄康著	180元
㊷隨心所欲瘦身冥想法	原久子著	180元
㊸胎兒革命	鈴木丈織著	180元
㊹NS磁氣平衡法塑造窈窕奇蹟	古屋和江著	180元

・青春天地・電腦編號 17

①A血型與星座	柯素娥編譯	160元
②B血型與星座	柯素娥編譯	160元
③O血型與星座	柯素娥編譯	160元
④AB血型與星座	柯素娥編譯	120元
⑤青春期性教室	呂貴嵐編譯	130元
⑥事半功倍讀書法	王毅希編譯	150元
⑦難解數學破題	宋釗宜編譯	130元
⑧速算解題技巧	宋釗宜編譯	130元
⑨小論文寫作秘訣	林顯茂編譯	120元
⑪中學生野外遊戲	熊谷康編著	120元
⑫恐怖極短篇	柯素娥編譯	130元
⑬恐怖夜話	小毛驢編譯	130元
⑭恐怖幽默短篇	小毛驢編譯	120元
⑮黑色幽默短篇	小毛驢編譯	120元
⑯靈異怪談	小毛驢編譯	130元
⑰錯覺遊戲	小毛驢編譯	130元
⑱整人遊戲	小毛驢編著	150元
⑲有趣的超常識	柯素娥編譯	130元
⑳哦！原來如此	林慶旺編譯	130元
㉑趣味競賽100種	劉名揚編譯	120元
㉒數學謎題入門	宋釗宜編譯	150元
㉓數學謎題解析	宋釗宜編譯	150元
㉔透視男女心理	林慶旺編譯	120元
㉕少女情懷的自白	李桂蘭編譯	120元
㉖由兄弟姊妹看命運	李玉瓊編譯	130元

㉗趣味的科學魔術	林慶旺編譯	150元
㉘趣味的心理實驗室	李燕玲編譯	150元
㉙愛與性心理測驗	小毛驢編譯	130元
㉚刑案推理解謎	小毛驢編譯	130元
㉛偵探常識推理	小毛驢編譯	130元
㉜偵探常識解謎	小毛驢編譯	130元
㉝偵探推理遊戲	小毛驢編譯	130元
㉞趣味的超魔術	廖玉山編著	150元
㉟趣味的珍奇發明	柯素娥編著	150元
㊱登山用具與技巧	陳瑞菊編著	150元

・健 康 天 地・電腦編號 18

①壓力的預防與治療	柯素娥編譯	130元
②超科學氣的魔力	柯素娥編譯	130元
③尿療法治病的神奇	中尾良一著	130元
④鐵證如山的尿療法奇蹟	廖玉山譯	120元
⑤一日斷食健康法	葉慈容編譯	150元
⑥胃部強健法	陳炳崑譯	120元
⑦癌症早期檢查法	廖松濤譯	160元
⑧老人痴呆症防止法	柯素娥編譯	130元
⑨松葉汁健康飲料	陳麗芬編譯	130元
⑩揉肚臍健康法	永井秋夫著	150元
⑪過勞死、猝死的預防	卓秀貞編譯	130元
⑫高血壓治療與飲食	藤山順豐著	150元
⑬老人看護指南	柯素娥編譯	150元
⑭美容外科淺談	楊啟宏著	150元
⑮美容外科新境界	楊啟宏著	150元
⑯鹽是天然的醫生	西英司郎著	140元
⑰年輕十歲不是夢	梁瑞麟譯	200元
⑱茶料理治百病	桑野和民著	180元
⑲綠茶治病寶典	桑野和民著	150元
⑳杜仲茶養顏減肥法	西田博著	150元
㉑蜂膠驚人療效	瀨長良三郎著	180元
㉒蜂膠治百病	瀨長良三郎著	180元
㉓醫藥與生活	鄭炳全著	180元
㉔鈣長生寶典	落合敏著	180元
㉕大蒜長生寶典	木下繁太郎著	160元
㉖居家自我健康檢查	石川恭三著	160元
㉗永恒的健康人生	李秀鈴譯	200元
㉘大豆卵磷脂長生寶典	劉雪卿譯	150元

㉙芳香療法	梁艾琳譯	160元
㉚醋長生寶典	柯素娥譯	180元
㉛從星座透視健康	席拉・吉蒂斯著	180元
㉜愉悅自在保健學	野本二士夫著	160元
㉝裸睡健康法	丸山淳士等著	160元
㉞糖尿病預防與治療	藤田順豐著	180元
㉟維他命長生寶典	菅原明子著	180元
㊱維他命C新效果	鐘文訓編	150元
㊲手、腳病理按摩	堤芳朗著	160元
㊳AIDS瞭解與預防	彼得塔歇爾著	180元
㊴甲殼質殼聚糖健康法	沈永嘉譯	160元
㊵神經痛預防與治療	木下眞男著	160元
㊶室內身體鍛鍊法	陳炳崑編著	160元
㊷吃出健康藥膳	劉大器編著	180元
㊸自我指壓術	蘇燕謀編著	160元
㊹紅蘿蔔汁斷食療法	李玉瓊編著	150元
㊺洗心術健康秘法	竺翠萍編譯	170元
㊻枇杷葉健康療法	柯素娥編譯	180元
㊼抗衰血癒	楊啟宏著	180元
㊽與癌搏鬥記	逸見政孝著	180元
㊾冬蟲夏草長生寶典	高橋義博著	170元
㊿痔瘡・大腸疾病先端療法	宮島伸宜著	180元
51膠布治癒頑固慢性病	加瀨建造著	180元
52芝麻神奇健康法	小林貞作著	170元
53香煙能防止癡呆？	高田明和著	180元
54穀菜食治癌療法	佐藤成志著	180元
55貼藥健康法	松原英多著	180元
56克服癌症調和道呼吸法	帶津良一著	180元
57Ｂ型肝炎預防與治療	野村喜重郎著	180元
58青春永駐養生導引術	早島正雄著	180元
59改變呼吸法創造健康	原久子著	180元
60荷爾蒙平衡養生秘訣	出村博著	180元
61水美肌健康法	井戶勝富著	170元
62認識食物掌握健康	廖梅珠編著	170元
63痛風劇痛消除法	鈴木吉彥著	180元
64酸莖菌驚人療效	上田明彥著	180元
65大豆卵磷脂治現代病	神津健一著	200元
66時辰療法──危險時刻凌晨4時	呂建強等著	180元
67自然治癒力提升法	帶津良一著	180元
68巧妙的氣保健法	藤平墨子著	180元
69治癒Ｃ型肝炎	熊田博光著	180元

⑦⓪肝臟病預防與治療	劉名揚編著	180元
⑦①腰痛平衡療法	荒井政信著	180元
⑦②根治多汗症、狐臭	稻葉益巳著	220元
⑦③40歲以後的骨質疏鬆症	沈永嘉譯	180元
⑦④認識中藥	松下一成著	180元
⑦⑤認識氣的科學	佐佐木茂美著	180元
⑦⑥我戰勝了癌症	安田伸著	180元
⑦⑦斑點是身心的危險信號	中野進著	180元
⑦⑧艾波拉病毒大震撼	玉川重德著	180元
⑦⑨重新還我黑髮	桑名隆一郎著	180元
⑧⓪身體節律與健康	林博史著	180元
⑧①生薑治萬病	石原結實著	180元

・實用女性學講座・電腦編號 19

①解讀女性內心世界	島田一男著	150元
②塑造成熟的女性	島田一男著	150元
③女性整體裝扮學	黃靜香編著	180元
④女性應對禮儀	黃靜香編著	180元
⑤女性婚前必修	小野十傳著	200元
⑥徹底瞭解女人	田口二州著	180元
⑦拆穿女性謊言88招	島田一男著	200元
⑧解讀女人心	島田一男著	200元

・校 園 系 列・電腦編號 20

①讀書集中術	多湖輝著	150元
②應考的訣竅	多湖輝著	150元
③輕鬆讀書贏得聯考	多湖輝著	150元
④讀書記憶秘訣	多湖輝著	150元
⑤視力恢復！超速讀術	江錦雲譯	180元
⑥讀書36計	黃柏松編著	180元
⑦驚人的速讀術	鐘文訓編著	170元
⑧學生課業輔導良方	多湖輝著	180元
⑨超速讀超記憶法	廖松濤編著	180元
⑩速算解題技巧	宋釗宜編著	200元
⑪看圖學英文	陳炳崑編著	200元

・實用心理學講座・電腦編號 21

①拆穿欺騙伎倆	多湖輝著	140元

②創造好構想	多湖輝著	140元
③面對面心理術	多湖輝著	160元
④僞裝心理術	多湖輝著	140元
⑤透視人性弱點	多湖輝著	140元
⑥自我表現術	多湖輝著	180元
⑦不可思議的人性心理	多湖輝著	150元
⑧催眠術入門	多湖輝著	150元
⑨責罵部屬的藝術	多湖輝著	150元
⑩精神力	多湖輝著	150元
⑪厚黑說服術	多湖輝著	150元
⑫集中力	多湖輝著	150元
⑬構想力	多湖輝著	150元
⑭深層心理術	多湖輝著	160元
⑮深層語言術	多湖輝著	160元
⑯深層說服術	多湖輝著	180元
⑰掌握潛在心理	多湖輝著	160元
⑱洞悉心理陷阱	多湖輝著	180元
⑲解讀金錢心理	多湖輝著	180元
⑳拆穿語言圈套	多湖輝著	180元
㉑語言的內心玄機	多湖輝著	180元

・超現實心理講座・電腦編號 22

①超意識覺醒法	詹蔚芬編譯	130元
②護摩秘法與人生	劉名揚編譯	130元
③秘法！超級仙術入門	陸　明譯	150元
④給地球人的訊息	柯素娥編著	150元
⑤密教的神通力	劉名揚編著	130元
⑥神秘奇妙的世界	平川陽一著	180元
⑦地球文明的超革命	吳秋嬌譯	200元
⑧力量石的秘密	吳秋嬌譯	180元
⑨超能力的靈異世界	馬小莉譯	200元
⑩逃離地球毀滅的命運	吳秋嬌譯	200元
⑪宇宙與地球終結之謎	南山宏著	200元
⑫驚世奇功揭秘	傅起鳳著	200元
⑬啟發身心潛力心象訓練法	栗田昌裕著	180元
⑭仙道術遁甲法	高藤聰一郎著	220元
⑮神通力的秘密	中岡俊哉著	180元
⑯仙人成仙術	高藤聰一郎著	200元
⑰仙道符咒氣功法	高藤聰一郎著	220元
⑱仙道風水術尋龍法	高藤聰一郎著	200元

⑲仙道奇蹟超幻像	高藤聰一郎著	200元
⑳仙道鍊金術房中法	高藤聰一郎著	200元
㉑奇蹟超醫療治癒難病	深野一幸著	220元
㉒揭開月球的神秘力量	超科學研究會	180元
㉓西藏密教奧義	高藤聰一郎著	250元

・養 生 保 健・電腦編號 23

①醫療養生氣功	黃孝寬著	250元
②中國氣功圖譜	余功保著	230元
③少林醫療氣功精粹	井玉蘭著	250元
④龍形實用氣功	吳大才等著	220元
⑤魚戲增視強身氣功	宮　嬰著	220元
⑥嚴新氣功	前新培金著	250元
⑦道家玄牝氣功	張　章著	200元
⑧仙家秘傳袪病功	李遠國著	160元
⑨少林十大健身功	秦慶豐著	180元
⑩中國自控氣功	張明武著	250元
⑪醫療防癌氣功	黃孝寬著	250元
⑫醫療強身氣功	黃孝寬著	250元
⑬醫療點穴氣功	黃孝寬著	250元
⑭中國八卦如意功	趙維漢著	180元
⑮正宗馬禮堂養氣功	馬禮堂著	420元
⑯秘傳道家筋經內丹功	王慶餘著	280元
⑰三元開慧功	辛桂林著	250元
⑱防癌治癌新氣功	郭　林著	180元
⑲禪定與佛家氣功修煉	劉天君著	200元
⑳顛倒之術	梅自強著	360元
㉑簡明氣功辭典	吳家駿編	360元
㉒八卦三合功	張全亮著	230元
㉓朱砂掌健身養生功	楊　永著	250元
㉔抗老功	陳九鶴著	230元

・社會人智囊・電腦編號 24

①糾紛談判術	清水增三著	160元
②創造關鍵術	淺野八郎著	150元
③觀人術	淺野八郎著	180元
④應急詭辯術	廖英迪編著	160元
⑤天才家學習術	木原武一著	160元
⑥猫型狗式鑑人術	淺野八郎著	180元

⑦逆轉運掌握術	淺野八郎著	180元
⑧人際圓融術	澀谷昌三著	160元
⑨解讀人心術	淺野八郎著	180元
⑩與上司水乳交融術	秋元隆司著	180元
⑪男女心態定律	小田晉著	180元
⑫幽默說話術	林振輝編著	200元
⑬人能信賴幾分	淺野八郎著	180元
⑭我一定能成功	李玉瓊譯	180元
⑮獻給青年的嘉言	陳蒼杰譯	180元
⑯知人、知面、知其心	林振輝編著	180元
⑰塑造堅強的個性	坂上肇著	180元
⑱為自己而活	佐藤綾子著	180元
⑲未來十年與愉快生活有約	船井幸雄著	180元
⑳超級銷售話術	杜秀卿譯	180元
㉑感性培育術	黃靜香編著	180元
㉒公司新鮮人的禮儀規範	蔡媛惠譯	180元
㉓傑出職員鍛鍊術	佐佐木正著	180元
㉔面談獲勝戰略	李芳黛譯	180元
㉕金玉良言撼人心	森純大著	180元
㉖男女幽默趣典	劉華亭編著	180元
㉗機智說話術	劉華亭編著	180元
㉘心理諮商室	柯素娥譯	180元
㉙如何在公司頭角崢嶸	佐佐木正著	180元
㉚機智應對術	李玉瓊編著	200元
㉛克服低潮良方	坂野雄二著	180元
㉜智慧型說話技巧	沈永嘉編著	元
㉝記憶力、集中力增進術	廖松濤編著	180元

•精 選 系 列• 電腦編號 25

①毛澤東與鄧小平	渡邊利夫等著	280元
②中國大崩裂	江戶介雄著	180元
③台灣・亞洲奇蹟	上村幸治著	220元
④7-ELEVEN高盈收策略	國友隆一著	180元
⑤台灣獨立	森 詠著	200元
⑥迷失中國的末路	江戶雄介著	220元
⑦2000年5月全世界毀滅	紫藤甲子男著	180元
⑧失去鄧小平的中國	小島朋之著	220元
⑨世界史爭議性異人傳	桐生操著	200元
⑩淨化心靈享人生	松濤弘道著	220元
⑪人生心情診斷	賴藤和寬著	220元

⑫中美大決戰	檜山良昭著	220元

•運 動 遊 戲•電腦編號 26

①雙人運動	李玉瓊譯	160元
②愉快的跳繩運動	廖玉山譯	180元
③運動會項目精選	王佑京譯	150元
④肋木運動	廖玉山譯	150元
⑤測力運動	王佑宗譯	150元

•休 閒 娛 樂•電腦編號 27

①海水魚飼養法	田中智浩著	300元
②金魚飼養法	曾雪玫譯	250元
③熱門海水魚	毛利匡明著	480元
④愛犬的教養與訓練	池田好雄著	250元

•銀髮族智慧學•電腦編號 28

①銀髮六十樂逍遙	多湖輝著	170元
②人生六十反年輕	多湖輝著	170元
③六十歲的決斷	多湖輝著	170元

•飲 食 保 健•電腦編號 29

①自己製作健康茶	大海淳著	220元
②好吃、具藥效茶料理	德永睦子著	220元
③改善慢性病健康藥草茶	吳秋嬌譯	200元
④藥酒與健康果菜汁	成玉編著	250元

•家庭醫學保健•電腦編號 30

①女性醫學大全	雨森良彥著	380元
②初爲人父育兒寶典	小瀧周曹著	220元
③性活力強健法	相建華著	220元
④30歲以上的懷孕與生產	李芳黛編著	220元
⑤舒適的女性更年期	野末悅子著	200元
⑥夫妻前戲的技巧	笠井寬司著	200元
⑦病理足穴按摩	金慧明著	220元
⑧爸爸的更年期	河野孝旺著	200元
⑨橡皮帶健康法	山田晶著	200元

⑩33天健美減肥	相建華等著	180元
⑪男性健美入門	孫玉祿編著	180元
⑫強化肝臟秘訣	主婦の友社編	200元
⑬了解藥物副作用	張果馨譯	200元
⑭女性醫學小百科	松山榮吉著	200元
⑮左轉健康秘訣	龜田修等著	200元
⑯實用天然藥物	鄭炳全編著	260元
⑰神秘無痛平衡療法	林宗駛著	180元
⑱膝蓋健康法	張果馨譯	180元

•心 靈 雅 集• 電腦編號 00

①禪言佛語看人生	松濤弘道著	180元
②禪密教的奧秘	葉逯謙譯	120元
③觀音大法力	田口日勝著	120元
④觀音法力的大功德	田口日勝著	120元
⑤達摩禪106智慧	劉華亭編譯	220元
⑥有趣的佛教研究	葉逯謙編譯	170元
⑦夢的開運法	蕭京凌譯	130元
⑧禪學智慧	柯素娥編譯	130元
⑨女性佛教入門	許俐萍譯	110元
⑩佛像小百科	心靈雅集編譯組	130元
⑪佛教小百科趣談	心靈雅集編譯組	120元
⑫佛教小百科漫談	心靈雅集編譯組	150元
⑬佛教知識小百科	心靈雅集編譯組	150元
⑭佛學名言智慧	松濤弘道著	220元
⑮釋迦名言智慧	松濤弘道著	220元
⑯活人禪	平田精耕著	120元
⑰坐禪入門	柯素娥編譯	150元
⑱現代禪悟	柯素娥編譯	130元
⑲道元禪師語錄	心靈雅集編譯組	130元
⑳佛學經典指南	心靈雅集編譯組	130元
㉑何謂「生」　阿含經	心靈雅集編譯組	150元
㉒一切皆空　般若心經	心靈雅集編譯組	150元
㉓超越迷惘　法句經	心靈雅集編譯組	130元
㉔開拓宇宙觀　華嚴經	心靈雅集編譯組	180元
㉕真實之道　法華經	心靈雅集編譯組	130元
㉖自由自在　涅槃經	心靈雅集編譯組	130元
㉗沈默的教示　維摩經	心靈雅集編譯組	150元
㉘開通心眼　佛語佛戒	心靈雅集編譯組	130元
㉙揭秘寶庫　密教經典	心靈雅集編譯組	180元

國家圖書館出版品預行編目資料

神秘無痛平衡療法／林宗駛著，陳蒼杰譯
——初版——臺北市，大展，民86
面；　公分——（家庭醫學保健；17）
譯自：無痛バランス療法の神秘
ISBN 957-557-745-0（平裝）

1.治療法

418.9　　86009186

神秘無痛平衡療法

ISBN 957-557-745-0

原著者／林　宗　駛
編譯者／陳　蒼　杰
發行人／蔡　森　明
出版者／大展出版社有限公司
社　址／台北市北投區（石牌）致遠一路二段12巷1號
電　話／(02) 8236031・8236033
傳　眞／(02) 8272069
郵政劃撥／0166955－1
登記證／局版臺業字第2171號
承印者／國順圖書印刷公司
裝　訂／嶸興裝訂有限公司
排版者／千兵企業有限公司
電　話／(02) 8812643
初版1刷／1997年（民86年）9月

定　價／180元

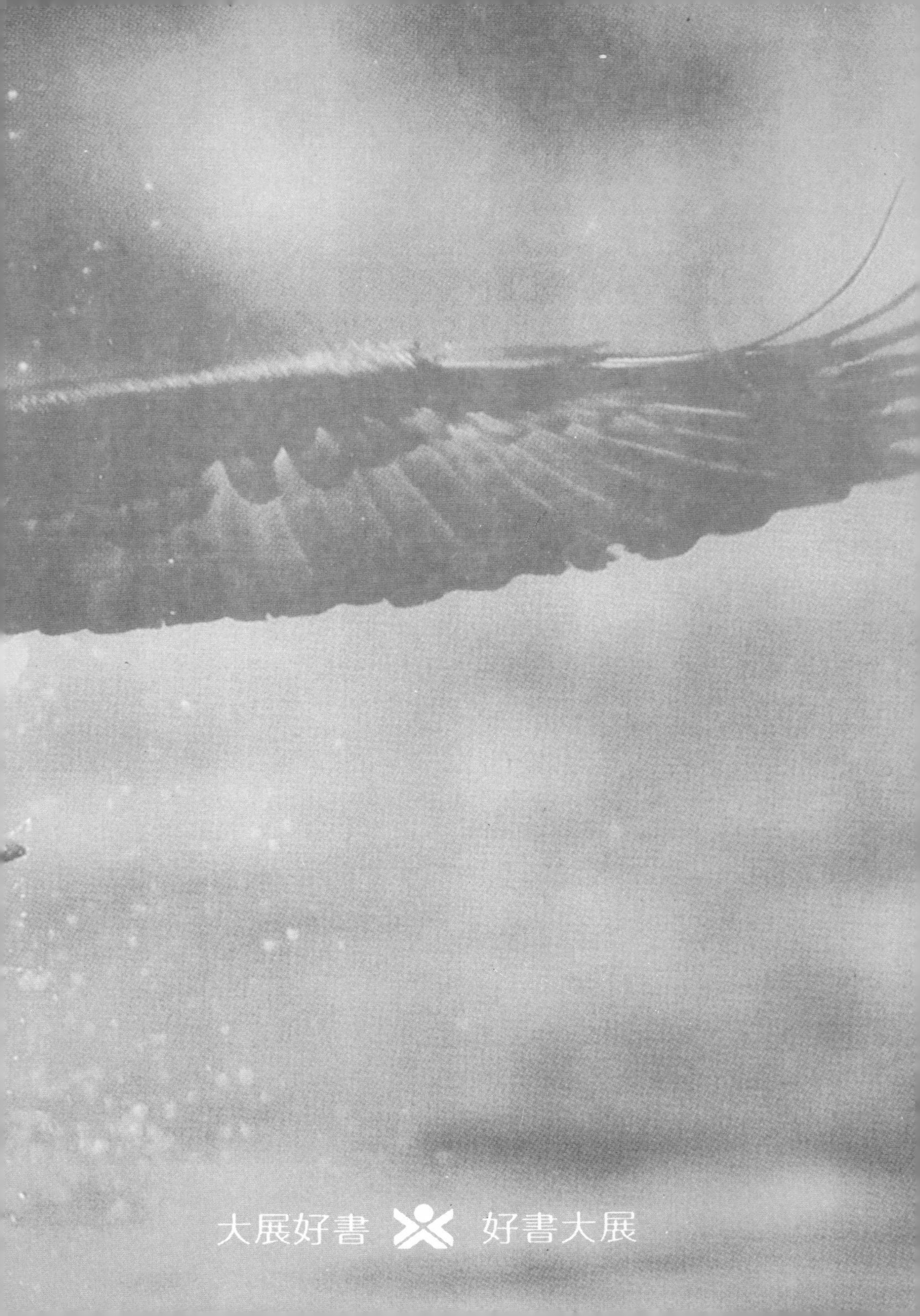
大展好書 好書大展

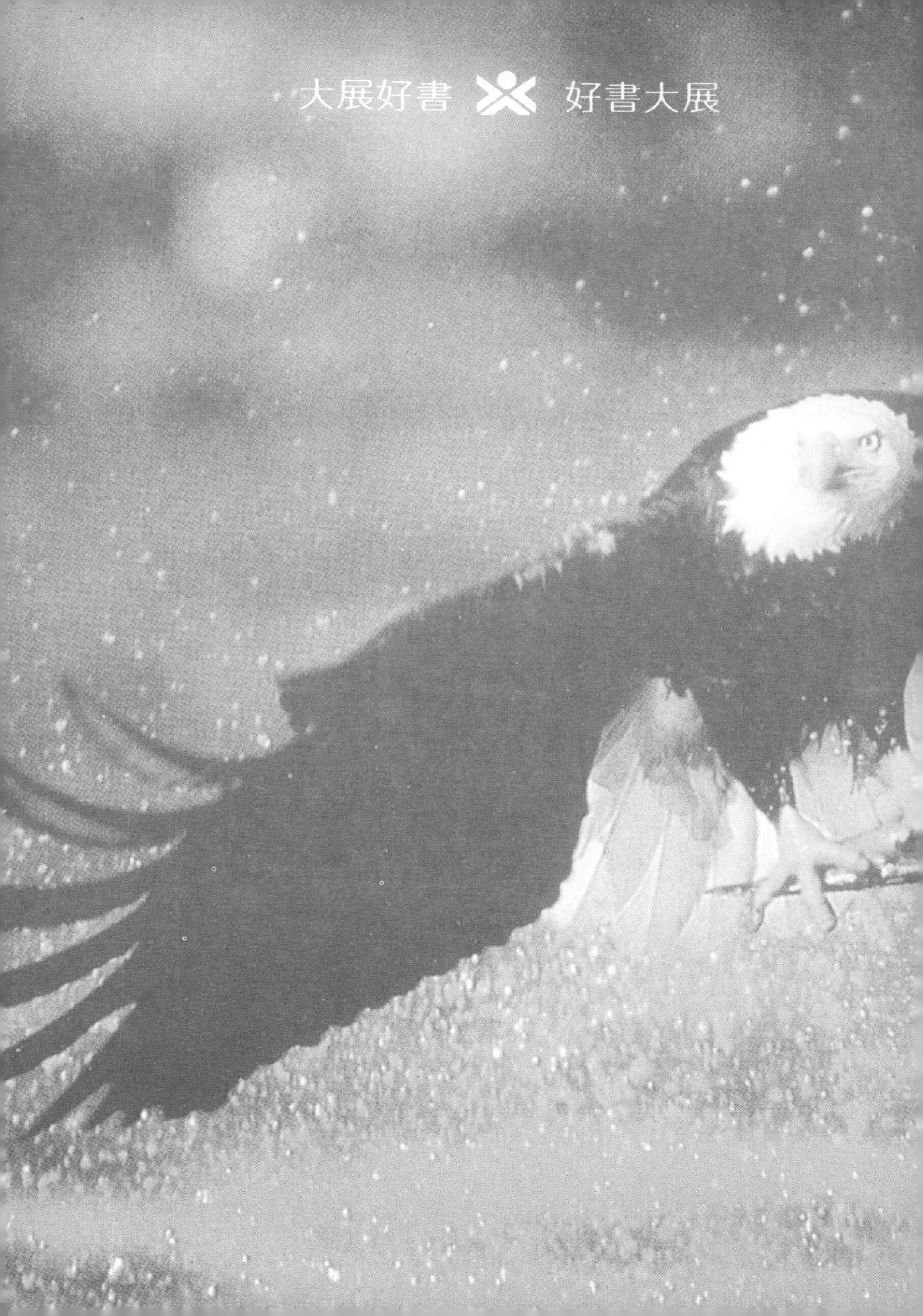
大展好書 好書大展

環宇(台版)

定價180元

87.2.6